SLĂBEȘTI FĂRĂ SĂ NUMERI CALORIILE!

CIPRIAN NICOLAE
(Doctor Cip)

Craiova 2023

Copyright © 2023 Ciprian Nicolae

Toate drepturile rezervate.

Aceasta carte nu poate reprodusă, stocată sau transmisă, nici parțial și nici în totalitate, prin niciun mijloc, fără permisiunea scrisă a autorului.

Copierea, postarea pe internet sau distribuirea ei prin orice mijloace, fără acordul autorului, sunt ilegale.

CUPRINS

PREAMBUL 5
INTRODUCERE 9
BENEFICIILE POSTULUI INTERMITENT 18
CE ESTE POSTUL INTERMITENT? 26
TEHNICI DE POST INTERMITENT 38
METODA MEA 44
CONTRAINDICAȚIILE POSTULUI INTERMITENT 49
CUM SCAP DE POFTA DE DULCIURI? 52
MĂSURI COMPLEMENTARE 58
   Uleiul de cocos 58
   Soluție pentru scăderea insulinorezistenței 60
   Grăsimi care slăbesc! 63
   Untul clarifiat (untul ghee) 64
   Fibrele alimentare 64
   Amidonul retrograd 65
   Reducerea stresului si reglarea somnului 66
   Obezitatea la menopauză 71
FRUCTELE 73
REZULTATE 76
INFORMAȚII UTILE 79

Ce alimente trebuie evitate? 79
Colesterolul este nociv? 80
Cum trebuie pregătită carnea pentru grătar? 83
Cum țin postul intermitent de sărbători sau
   în concediu? 84
ÎNCHEIERE 85

PREAMBUL

Sunt născut in 1964, am absolvit Facultatea de medicină în 1989 și m-am specializat în oftalmologie, trecând examenul de specialitate in 1995.

Între 1995 si 2000 am fost director de vânzări la NOVO NORDISK, multinațională farmaceutică daneză, lider mondial în domeniul tratamentului diabetului.

Din perioada în care am lucrat la NOVO NORDISK am început să înțeleg și să studiez aspectele legate de conexiunile dintre alimentație si sănătate.

Am devenit foarte interesat de terapii complementare și alternative în urmă cu 12 ani, în 2011, când mama a fost diagnosticată cu leucemie acută.

Atunci, eu am căutat și găsit două suplimente, pe care i le-am administrat când a fost externată după ultima cură de chimioterapie, iar mama trăiește și azi.

Aceeași terapie alternativă a urmat-o și soția mea, Delia, în urmă cu 6 ani, după ce a fost diagnosticată cu fibrosarcom.

În septembrie 2021, eu am fost diagnosticat cu cancer de prostată, ceea ce m-a determinat să caut mai multe informații privind terapiile complementare.

În anul 2022 am decis să împărtășesc cunoștințele acumulate.

Informațiile prezentate în acest volum au scop educațional și nu înlocuiesc tratamentele indicate de medic, ci le completeaza.

Cartea prezintă o tehnică pentru pierderea în greutate, simplu de aplicat, foarte eficientă și sănătoasă, care, în plus, are multe alte beneficii.

Un mare avantaj al acestei metode este că poate fi ușor adoptată ca stil de viață, astfel încât greutatea optimă se poate menține pe timp nedefinit.

Este o metodă în care nu îți numeri caloriile, nu îți cântărești mâncarea, nu te înfometezi!

Dimpotrivă, se recomandă să mănânci cantități normale, pentru că succesul este cu atât mai mare cu cât nu trebuie să lupți împotriva senzației de foame.

Este un mod de alimentație prin restricție temporală, nu prin restricție calorică. Nu este despre cât mâncăm, ci despre ce mâncăm și când mâncăm.

În plus, vei afla și măsuri complementare care cresc eficiența metodei.

SLĂBEȘTI FĂRĂ SĂ NUMERI CALORIILE!

Respectând recomandările care urmează, nu numai că vei slăbi, dar te vei simți mai tonic, mai energic, cu mai multa poftă de viață, mai optimist, ți se va îmbunătăți memoria, capacitatea de concentrare, claritatea în gândire și în general, sănătatea!

Am inserat pe parcurs mesaje, primite pe social media, de la persoane care mi-au urmat recomandările, pentru ca tu să vezi că se obțin rezultate excelente!

De asemenea, am pus și link-uri către studii care îmi susțin afirmațiile.

INTRODUCERE

Prezicez de la început că slăbitul nu trebuie să fie un chin, nu trebuie să fii obsedat să îți cântăresti mâncarea, să îți numeri caloriile, nu trebuie să ai remușcări în cazul în care nu respecți o anumită dietă.

Este o metodă ușor de adoptat ca stil de viață de imensa majoritate a oamenilor, metodă care îți permite să slăbești (aproape) fără efort, astfel încât să atingi greutatea dorită și să o menții pe termen lung.

Totul, printr-o alimentație corectă, din toate punctele de vedere: ce mănânci, cât mănânci, când mănânci.

 daniela35792
a comentat: Eu am tinut postul intermitent si am slabit 24 de kg, sant super fericita,doar ca am o gastrita si vreau sa tin postul iar!
Multumesc 1h

Încă din antichitate, oamenii înțelepți au știut că alimentația joacă un rol primordial în asigurarea sănătății organismului.

Hippocrate, întemeietorul medicinii occidentale, a spus, "Fie ca hrana să-ți fie medicament și medicamentul, hrană".

Există o veche vorbă, care spune, „Ești ceea ce mănânci". Cu alte cuvinte, alimentația ne poate ține sănătoși sau ne poate îmbolnăvi, după cum ne poate ajuta să ne vindecăm sau ne poate agrava boala.

Din păcate, pe măsură ce omenirea a progresat, în ceea ce privește ce și cum mănâncă, a regresat.

Astăzi mâncăm din ce în ce mai multe alimente care conțin substanțe nocive, care au conținut scăzut de nutrienți, care conțin principii alimentare în proporții greșite, favorizând astfel creșterea numărului de boli care în trecut erau rare.

Până la începutul secolului al XX-lea, incidența diabetului, a obezității, a bolilor cardiovasculare, a bolilor autoimune, a celor neurodegenerative și a cancerului era extrem de redusă.

De la începutul anilor 1900, au început să se schimbe obiceiurile alimentare, a crescut consumul de zahăr, de uleiuri vegetale rafinate, de grăsimi hidrogenate, de alimente din ce în ce mai rafinate și mai procesate.

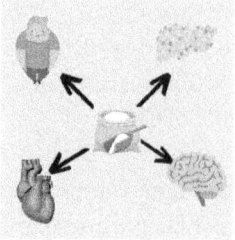

În mod evident trebuie să existe o legătură între alimentație și frecvența acestor boli, iar medicina modernă a demonstrat

SLĂBEȘTI FĂRĂ SĂ NUMERI CALORIILE!

existența acestei legături. Nimeni nu mai pune azi la îndoială legătura dintre calitatea și tipul alimentelor și starea de sănătate.

Medicina modernă a reușit să țină mai mult sau mai puțin sub control aceste boli, dar nu a rezolvat cauza. Cea mai mare parte a bugetelor de sănătate merge astăzi spre tratarea unor boli, a căror prevenție ar fi mult mai simplă și ar crește calitatea vieții.

Iar această prevenție se poate face în principal prin schimbarea obiceiurilor alimentare, prin adoptarea unui stil de viață care să împiedice apariția acestor boli.

Se estimează că 80% din boli pot fi prevenite.

De asemenea, acest stil de viață, pe care îl voi prezenta în continuare, reușește să amelioreze sau chiar să determine intrarea în remisie a acestor boli.

De exemplu, în anii 1960, în SUA, 1% din populație suferea de diabet de tip 2, în timp ce azi, 60 de ani mai târziu, procentul a crescut de 10 ori. Iar acesta e doar un exemplu, care se aplică mai mult sau mai puțin în toată lumea.

În anul 2000 sufereau de diabet 150 de milioane de oameni, 20 de ani mai târziu, 450 de milioane și se estimează că în 2030, numărul acestora va fi de 530 de milioane.

În anii 1980 a început să se vorbească despre sindromul metabolic, adică acele modificări ale metabolismului care determină o serie de boli.

Iar cauza principala a sindromului metabolic este alimentația bogată în zahăr, alți carbohidrați și grăsimi nesănătoase, care duce la obezitate, diabet de tip 2, hipertensiune arterială.

Sindromul metabolic este consecința secreției crescute de insulină pe o perioadă lungă de timp.

Evitarea apariției sindromului metabolic și a bolilor pe care le determină este foarte simplă, în fond: evitarea alimentației care duce la creșterea secreției de insulină.

Cu cât un aliment este mai procesat, cu atât e mai puțin hrănitor, conține mai multe substanțe nocive și produce tulburări mai grave ale metabolismului.

Alimentele procesate sunt acele alimente care suferă transformări importante până când ajung pe masa consumatorului și în care se introduc o serie de substanțe, cum ar fi conservanți, potențiatori de gust, coloranți, grăsimi nesănătoase, sare, zahăr.

Pentru a înțelege cum poți să slăbești, e necesar să înțelegi mecanismul prin care te îngrași! Atenție: nu caloriile te îngrașă, ci, ce mănânci, când mănânci și cât de des mănânci.

> John Trifey • acum 16 ore
> Domnule Doctor, v-am descoperit acum aproape o lună de pe YouTube. Aveam 95,4 kg și am optat pentru varianta 8 cu 16. Am acum 88,2 kg. Vreau să ajung la 73 kg până la vară. Nu e greu, dar nici ușor. Trebuie voință. Vă mulțumesc și vă respect!
> 👍 15

SLĂBEȘTI FĂRĂ SĂ NUMERI CALORIILE!

Principalul hormon care duce la îngrășare este insulina: ea determină acumularea grăsimii în organism și împiedică arderea ei pentru obținerea de energie.

Ca atare, alimentele care duc la creșterea secreției de insulină, îngrașă. Iar aceste alimente sunt, în principal, carbohidrații (glucidele), reprezentați în special de zahăr și amidon, care conțin glucoză.

Acest nivel crescut de insulină duce în timp la apariția insulinorezistenței, a ficatului gras și a obezității și determină, după un timp, apariția diabetului de tip 2.

Mecanismul este, în fond, simplu de înțeles: când mănânci, carbohidrați în special, crește glicemia (concentrația de glucoză din sânge), iar pancreasul secretă insulină, pentru a readuce glicemia la normal: insulina "bate" la poarta celulei, aceasta se deschide și lasă să pătrundă în interiorul celulei glucoza, care este folosită ca sursă de energie.

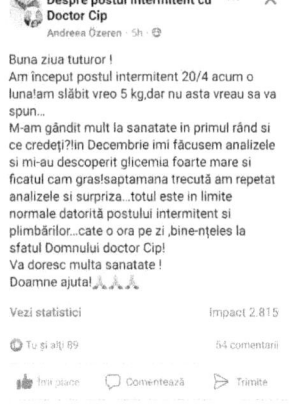

13

Dacă situația se repetă frecvent, după o perioadă, celula devine rezistentă la acțiunea insulinei, adică nu se mai deschide poarta, glucoza nu mai pătrunde în celulă și glicemia crește. Pancreasul sesizează această creștere și secretă mai multă insulină, ceea ce, pentru un timp, reușește să aducă la normal glicemia. Însă, la un moment dat, celulele devin rezistente și la acest nivel crescut al insulinemiei (concentrația de insulină din sânge). Se intră, astfel, într-un cerc vicios, care duce la o creștere continuă a nivelului insulinei în sânge, până când insulinorezistența devine absolută, moment în care apare diabetul de tip 2.

În tot acest timp, insulina a determinat acumularea de grăsime în ficat și în jurul organelor din cavitatea abdominală (grăsime viscerală), apărând, astfel, obezitatea.

În consecință, pentru a slăbi, este necesară inversarea procesului, pentru a reduce concentrația insulinei în sânge, care duce, în timp, la reducerea și dispariția insulinorezistenței, la reducerea grăsimii și chiar la intrarea în remisie a diabetului de tip 2 (conform unui studiu publicat in Journal of Clinical Endocrinology & Metabolism al Societatii Americane de Endocrinologie: https://www.endocrine.org/news-and-advocacy/news-room/2022/intermittent-fasting-may-reverse-type-2-diabetes).

Conform acestui studiu, pacienții cu diabet de tip 2, care au ținut post intermitent, nu au mai avut nevoie de medicație.

Studiul a fost făcut pe 36 de pacienți cu diabet de tip 2, a durat 3 luni, la 90% din pacienți s-a redus doza de antidiabetice, iar la 55% diabetul a intrat complet în remisie, nemaiavând nevoie de medicamente.

SLĂBEȘTI FĂRĂ SĂ NUMERI CALORIILE!

Postul intermitent, prin reducerea intervalului în care mănânci și prin reducerea numărului de mese, produce exact acest efect. Asocierea cu consumul redus de carbohidrați crește eficiența postului intermitent.

În capitolele următoare vei afla ce este postul intermitent, câte tipuri de post intermitent există, tehnici de post intermitent, ce beneficii pentru sănătate aduce postul intermitent, cât de sigur este, cine îl poate aplica.

Vei învăța cum îți poți îmbunătăți prin tehnici simplu de aplicat starea de sănătate, cum poți să slăbești (aproape) fără efort și pe termen lung, fără să te înfometezi, fără să îți numeri caloriile, fără să îți cântărești alimentele.

Sunt câteva reguli simple, care pot fi aplicate foarte ușor, iar rezultatele sunt spectaculoase.

Am sute de testimoniale de la persoane care au aplicat aceste recomandări și care au reușit să slăbească 10, 20, 30, 40 și chiar 60 de kg, fără un efort deosebit, fără că pielea să se lase și foarte important, care au reușit să își mențină greutatea pe termen lung.

 Adela Brailescu
Eu urmez de 2 luni postul .....pot spune că mi am rezolvat multe probleme de sanatate!!
Și am și slăbit în timp ...ușor și frumos !!

4d   Like   Reply   Message

COMPLICAȚIILE OBEZITĂȚII

Cum afli dacă ești obez? Există mai mulți indici care îți arată dacă ești supraponderal sau chiar obez.

Un indicator la îndemână și care este considerat mai bun decât indicele de masă corporală (IMC), este raportul dintre circumferința taliei și înălțime: dacă acesta este peste 0.5 (adică talia e mai mare decât jumătatea înălțimii), înseamnă că ești supraponderal. De exemplu: la o persoană de 180 cm înălțime, talia ar trebui să fie de maximum 90 de cm.

Obezitatea este periculoasă și ar trebui corectată pentru efectele ei asupra sănătății. Cel mai periculos tip este obezitatea viscerală, în care grăsimea se găsește în jurul organelor din abdomen.

Acest tip de obezitate reprezintă unul din criteriile sindromului metabolic (alături de insulinorezistență, hipertensiune arterială, nivel scăzut al HDL și nivel crescut al trigliceridelor), care este principalul factor de risc pentru boli cardiovasculare (infarct miocardic, accident vascular cerebral etc.)

În plus, obezitatea duce la:

- ficat gras (steatoză hepatică) non-alcoolic, care, dacă nu este corectat, duce la fibroză hepatică și în final, la ciroză. Din fericire, dacă este tratată la timp, steatoza hepatică este reversibilă și ficatul își recapătă structura normală;
- diabet de tip 2;
- artroze, prin suprasolicitarea articulațiilor;

SLĂBEŞTI FĂRĂ SĂ NUMERI CALORIILE!

- afecţiuni respiratorii, printr-o irigare insuficientă a plămânilor;
- apnee în somn, prin limitarea mişcărilor respiratorii;
- cancer;
- hipertensiune arterială;
- impotenţă, scăderea libidoului şi ginecomastie (creşterea glandelor mamare) la bărbaţi, prin faptul că, în ţesutul gras, există o enzimă (numită aromataza) care transformă hormonul masculin, testosteronul, în hormoni feminini, estrogeni.

Iată, deci, că obezitatea scade mult calitatea vieţii şi dacă este tratată precoce, este posibil ca multe din afecţiunile pe care le generează să intre în remisie sau să se reducă semnificativ.

Câteva exemple:

- la foarte multe persoane cu hipertensiune arterială se produce normalizarea tensiunii exclusiv prin scădere în greutate, fără medicamente.
- diabetul de tip 2 poate intra în remisie sau cel puţin, se reduce semnificativ doza de medicamente, numai prin slăbit;
- ficatul gras este reversibil, prin slăbit;
- apneea în somn se reduce semnificativ. În acest caz am exemplul meu personal: înainte să slăbesc 20 de kg, mi-am făcut analiza somnului, care a arătat că sforăiam foarte mult şi că aveam foarte multe şi lungi episoade de apnee. După ce am slăbit, aceeaşi analiză a arătat că, practic, nu mai sforăi, iar episoadele de apnee s-au redus considerabil, atât ca număr, cât şi ca durată.

BENEFICIILE POSTULUI INTERMITENT

Încep cu beneficiile și în capitolele următoare trec la aspectele concrete, deoarece vreau, în primul rând, să te conving că acestea există și că sunt importante.

Postul intermitent este format din două perioade:

- Pauza alimentară, cu durata de cel puțin 16 ore, în care sunt incluse orele de somn, timp în care nu se mănâncă nimic, doar se bea apă, ceai, cafea, neîndulcite cu zahăr, miere sau alte substanțe care conțin carbohidrați.
- Fereastra alimentară, cu durata de cel mult 8 ore, în care se poate mânca. În acest interval, se iau cel mult 3 mese, fără gustări între ele.

Postul intermitent are foarte multe beneficii pentru sănătate și le enumăr nu în ordinea importanței, pentru că toate sunt foarte importante și multe sunt derivate unele din altele.

În timpul postului intermitent se pierde din greutate, dar, foarte important, se pierde în special din țesutul gras, în timp ce țesutul muscular este păstrat, dacă aportul de proteine

SLĂBEȘTI FĂRĂ SĂ NUMERI CALORIILE!

este suficient și se însoțește de exercițiu fizic (este suficientă o plimbare zilnică de zece mii de pași).

 Cata Sebi • acum 11 ore
Se poate slabi....eu am început cu postul intermitent când s-a lăsat postul Pastelui....deci 4 săptămâni și 2 zile....Am pornit de la 117 kg iar în acest moment am 105 kg....

👍 5   👎   📄   🖼️   ⋮

Conform unui studiu din 2022 (https://pubmed.ncbi.nlm.nih.gov/36570146/), în care s-au comparat efectele postului intermitent, ale restricției calorice și ale dietei hiperproteice, postul intermitent a fost cel mai eficient în ceea ce privește pierderea în greutate și de țesut gras, în timp ce dieta bogată în proteine a fost cea mai eficientă în ceea ce privește pierderea de masă musculară.

Un alt beneficiu foarte important al postului intermitent este reducerea insulinorezistenței. Un studiu publicat în 2022 (https://www.ncbi.nlm.nih.gov/pmc/articles/PMC8970877/) a concluzionat că postul intermitent a redus glicemia, hemoglobina glicată și indicele HOMA (care măsoară nivelul insulinorezistenței).

Principalul rol al insulinei este de a reduce concentrația glucozei în sânge, a glicemiei. În acest sens, insulina acționează la nivelul peretelui celular, asupra unor receptori, care deschid canalele de glucoză, iar aceasta pătrunde în celulă unde este utilizată ca sursă de energie.

19

În situația consumului crescut și de lungă durată de produse cu zahăr și alti carbohidrați, apare o concentrație crescută de insulină în sânge de lungă durata, care determină apariția rezistenței celulelor la insulină, adică, scade sensibilitatea receptorilor la acțiunea insulinei, astfel încât canalele din membranele celulare nu se mai deschid, glucoza nu mai pătrunde în interiorul celulelor și glicemia rămâne crescută, ceea ce determină pancreasul să secrete mai multă insulină. Pentru un timp, nivelul crescut de insulină reușește să coboare glicemia, dar, la un moment dat, celulele devin insensibile și la acest nivel crescut, ciclul se reia și astfel se intră într-un cerc vicios, până când, celulele nu mă răspund nici la un nivel foarte crescut al insulinei iar glicemia rămâne ridicată, apărând, astfel, diabetul de tip 2.

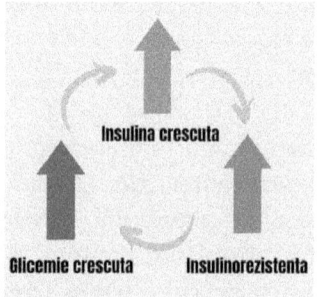

Problema este că insulina are efecte și asupra metabolismului lipidelor (grăsimilor), favorizând absorbția acestora și depunerea lor la nivelul organelor interne, ducând astfel la obezitate, diabet de tip 2, steatoză hepatică (ficat gras). Pe de altă parte insulina împiedică arderea grăsimilor pentru obținerea de energie.

Cu alte cuvinte, mult timp glicemia se menține la un nivel normal, dar, prin insulinorezistență și un nivel crescut al insulinemiei, apare acumularea de grăsime și obezitatea.

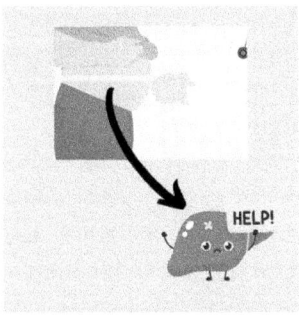

S-a observat că în insula Okinawa din Japonia e răspândit obiceiul de a posti, iar numărul de cazuri de diabet și obezitate este foarte mic, iar oamenii sunt foarte longevivi și sănătoși.

Obezitatea este un fenomen care afectează din ce în ce mai multă lume la vârste din ce în ce mai tinere, ca urmare a alimentației moderne, care se bazează pe alimente procesate, pe carbohidrați și pe multe grăsimi nesănătoase, iar obezitatea este însoțită de o serie de complicații severe. De aceea, trebuie luate toate măsurile pentru a o preveni și pentru a o combate, iar postul intermitent este o metodă foarte eficientă și sănătoasă.

Alte beneficii ale postului intermitent sunt:

- Se îmbunătățește sănătatea sistemului digestiv, pentru că acesta are o perioada lungă de odihnă, în

care nu este solicitat. De exemplu, postul intermitent este foarte bun în sindromul de colon iritabil.
- Are efect pozitiv asupra imunității și determină autofagia, care este procesul prin care proteinele deteriorate sunt reciclate în proteine bune (cu cât pauza alimentară este mai lungă, cu atât autofagia este mai intensă), susținând, astfel, sănătatea organismului.
- Senzația de foame și pofta de dulciuri vor fi diminuate: știu, este contraintuitiv, mâncăm mai puțin și ne e mai puțină foame. Explicația este simplă: în momentul în care mâncăm, crește glicemia, ceea ce duce la creșterea secretiei de insulină, care va duce la scăderea rapidă a glicemiei iar aceasta duce la apariția senzației de foame.
- Prin faptul că nivelul insulinei în sânge este redus, organismul arde grăsimi, care sunt o sursă de energie mai puternică. Astfel, se reduce insulinorezistența, cu apariția de efecte pozitive în diabet, steatoză hepatică (ficat gras), obezitate.
- Prin faptul că organismul va folosi ca sursă de energie corpii cetonici din grăsimi, care sunt o sursă de energie mai bună pentru creier, va îmbunătăți funcționarea acestuia, cu creșterea atenției, a capacității de concentrare, cu îmbunătățirea memoriei și a stării de spirit.

Există studii care demonstrează efectul postului intermitent de îmbunătățire a funcțiilor cognitive: https://www.ncbi.nlm.nih.gov/pmc/articles/PMC8470960/

SLĂBEȘTI FĂRĂ SĂ NUMERI CALORIILE!

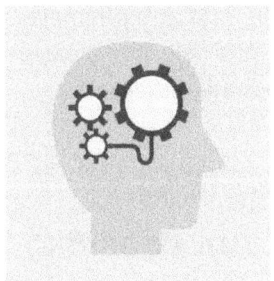

- Postul intermitent are efecte pozitive în boala Alzheimer și în demența vasculară, prin mai multe mecanisme (https://www.ncbi.nlm.nih.gov/pmc/articles/PMC7379085/):

1. Determină scăderea insulinorezistenței, crescând astfel cantitatea de glucoză care pătrunde în neuroni;
2. Corpii cetonici rezultați prin metabolizarea grăsimilor pătrund în neuron prin învelișul de amiloid (o proteină anormală care se depune în jurul neuronilor în Alzheimer și care nu lasă glucoza să intre în neuroni) și asigură astfel sursa de energie a acestora;
3. Are efect antiinflamator;
4. Îmbunătățește echilibrul florei microbiene din colon, locul unde se sintetizează o serie de mediatori chimici utilizați la nivelul creierului;
5. Îmbunătățește circulația la nivelul creierului;
6. Crește producția de factori neurotrofici, care stimulează neurogeneza (formarea de neuroni noi).

- Prin efectele sale antiinflamatorii, postul intermitent reduce simptomele într-o serie de boli inflamatorii: artrită, tendinită, eczeme etc.

> Răspunde la comentariul lui
> alyalina48
> **Am slăbit 6kg mulțumesc mult!**

- Are efecte benefice asupra florei microbiene intestinale, favorizând înmulțirea acesteia cu efecte directe asupra reglării:
  1. imunității: prin acest efect, postul intermitent se utilizează cu rezultate foarte bune în bolile autoimune
  2. stării de spirit, prin faptul că 90% din serotonină și dopamină se sintetizează în colon. Prin acest efect, postul intermitent se poate utiliza în depresii.

- De asemenea, s-a observat că postul intermitent are rol și în prevenirea și chiar tratamentul cancerului (https://pubmed.ncbi.nlm.nih.gov/35848874/).

De exemplu, în Orientul Mijlociu, incidența cancerului este la jumătate față de incidența la nivel mondial, adică, 100 de cazuri la 100.000 de locuitori, față de 200 de cazuri la 100.000 de locuitori. O explicație poate fi faptul că locuitorii acestor țări, fiind, în marea lor majoritate, musulmani, o lună pe an, de Ramadan, nu mănâncă de la răsăritul până la apusul soarelui, ceea ce este un post intermitent.

SLĂBEȘTI FĂRĂ SĂ NUMERI CALORIILE!

Explicația poate consta în faptul că celula canceroasă se hrănește aproape exclusiv cu glucoză, iar, prin post intermitent, ea este privată de sursa de energie pentru o perioada prelungită în cursul zilei. Astfel se explică și faptul că eficiența postului intermitent crește prin renunțarea la consumul de zahăr și reducerea celorlalți carbohidrați (pâine, cartofi, orez, paste).

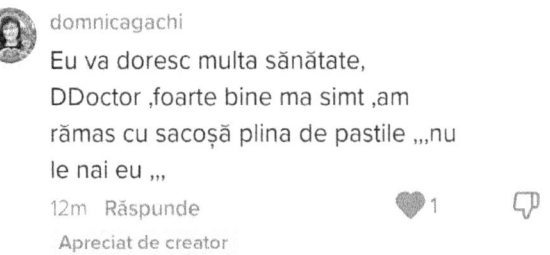

În plus, postul intermitent are efecte benefice în cancer și prin alte mecanisme, cum ar fi:

1. efect antiinflamator (deoarece cancerul se dezvoltă mai ușor în zonele inflamate);
2. apoptoza celulelor maligne. Apoptoza este fenomenul de moarte naturală a celulelor sănătoase, dar care nu afectează, în mod obișnuit, celulele maligne, însă, postul intermitent determină acest fenomen;
3. autofagia celulelor maligne. Autofagia este acel proces de autodistrugere a celulelor, proces esențial unei bune funcționări a acestora, dar, care, nu se produce în celulele canceroase în mod obișnuit;
4. stimularea imunității, prin efect pozitiv asupra bacteriilor benefice din colon, acestea având un rol esențial în reglarea imunității.

CE ESTE POSTUL INTERMITENT?

Postul intermitent este acel tip de regim alimentar în care, în 24 de ore, există o pauză alimentară de cel puțin 16 ore, iar în fereastra alimentară, de cel mult 8 ore, se iau maximum 3 mese, cu eliminarea totală a gustărilor.

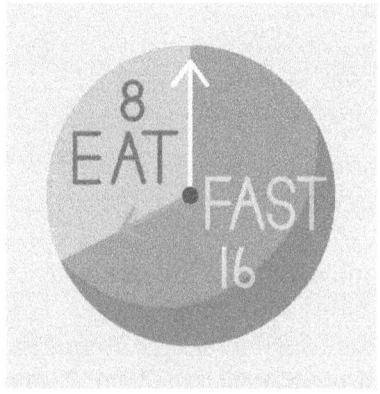

Pentru a înțelege de ce este benefic acest tip de alimentație, trebuie să îți explic câteva aspecte teoretice.

În momentul în care mâncăm, introducem în organism principalele principii nutritive, glucide (carbohidrați), lipide (grăsimi) și proteine. Glucidele și lipidele sunt folosite pentru obținerea de energie, lipidele au rol și în alte procese metabolice, în sinteza unor hormoni, a vitaminei D, iar proteinele sunt

SLĂBEȘTI FĂRĂ SĂ NUMERI CALORIILE!

descompuse în aminoacizi care apoi sunt folosiți în organism în sinteza proteinelor, utilizate în organism în foarte multe scopuri.

Glucidele sunt reprezentate de zahăr, de amidon (care se găsește în făină, deci, în pâine, biscuiți, napolitane, blatul de pizza, clătite, paste făinoase etc.), cartofi, orez, malț (care se găsește, de exemplu, în bere). Pe lângă produsele care conțin glucide în mod evident, acestea se găsesc și în produse despre care multă lume nu știe că le conțin, în special în multe conserve, sosuri, ketchupuri, dressinguri, maioneze etc.

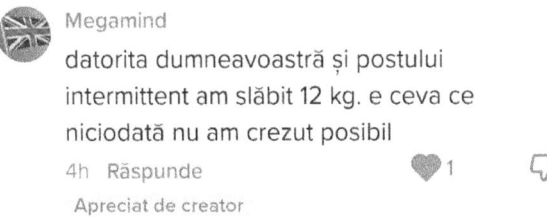

De asemenea, mierea este un aliment care conține multă fructoză, care este tot un carbohidrat.

O sursă importantă de glucide sunt sucurile, indiferent că sunt sau nu din fructe. Multă lume nu este conștientă de faptul că sucurile naturale din comerț, pe care scrie „fără zahăr adăugat", conțin multă fructoză si glucoză, provenite din fructe și nu trebuie să îți faci iluzii că sunt nutritive, pentru că, pentru a nu se altera, ele sunt supuse pasteurizării, un tratament termic care distruge nutrienții din fructe, cum ar fi vitaminele, iar vitaminele pe care aceste sucuri le conțin sunt vitamine sintetice, adăugate în procesul de producție.

Chiar și sucurile proaspete din fructe, inclusiv cele făcute acasă, sunt o sursă importantă de glucide.

De exemplu, un pahar de suc de portocale, care are 200 de ml, este obținut prin stoarcerea a 3-4 portocale, pe care, în mod normal, nu le mănânci o dată, în timp ce sucul îl bei în 30 de secunde.

Este de preferat să consumăm fructele ca atare sau mărunțite la blender, în loc de suc, pentru că, mâncând un fruct, mâncăm și fibrele pe care acesta le conține, iar fibrele alimentare sunt necesare atât pentru o digestie sănătoasă, cât și pentru că încetinesc viteza de absorbție a glucidelor.

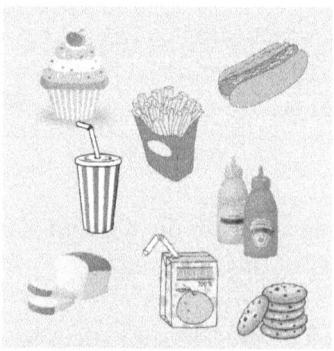

În momentul în care glucidele sunt absorbite în organism, crește concentrația de glucoză din sânge, ceea ce determină secreția de insulină de către pancreas. Insulina este un hormon care are ca rol scăderea glicemiei: ea determină deschiderea unor canale în pereții celulari prin care glucoza intră în celule, unde este folosită ca sursă de energie.

În situația în care consumul de glucide este crescut, continuu, pe parcursul zilei și timp îndelungat, în sânge se menține o concentrație crescută permanentă de insulină, care are efecte nefaste asupra sănătății.

Această situație determină apariția insulinorezistenței, adică celulele devin insensibile la acțiunea insulinei, nu se mai deschid canalele prin care glucoza intră în celule, ca atare, glicemia este mare, ceea ce determina pancreasul să crească secreția de insulină, intrându-se astfel într-un cerc vicios.

Pe lângă efectul său de reducere a glicemiei (care, după cum am spus, dispare în insulinorezistență), insulina mai determină creșterea absorbției grăsimilor în intestin, depunerea ei în organism, începând cu ficatul și inhibă utilizarea lipidelor ca sursă de energie. În timp, toate acestea duc la diabet de tip 2, la obezitate, la steatoză hepatică (ficat gras) și la toate complicațiile asociate cu o concentrație crescută de glucoză în sânge, la nivelul nervilor și vaselor de sânge de la diferite niveluri în organism (creier, rinichi, ochi, inimă etc.)

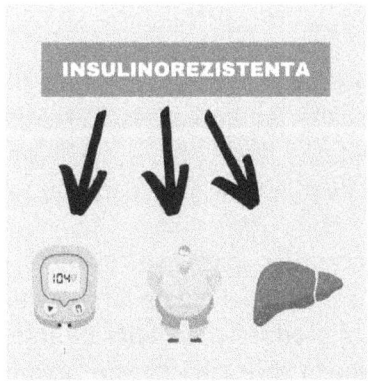

Efectul postului intermitent este tocmai inversarea acestui proces, cu reducerea sau chiar eliminarea insulinorezistenței, prin menținerea pentru timp îndelungat a unei concentrații scăzute de insulină în sânge.

Conform unei analize a 10 studii, care a fost publicată în 2022 (https://www.ncbi.nlm.nih.gov/pmc/articles/PMC8970877/), postul intermitent a determinat scăderea indicelui HOMA (care măsoară insulinorezistența), scăderea în greutate, scăderea circumferintei taliei (care semnifică reducerea grăsimii abdominale) și scăderea nivelului trigliceridelor în sânge.

Maria Gherman
In data de 02.03 2023

Mulțumesc domnului Dr beau cafea cu ulei de cocos mi-a scăzut trigliceridele de la 360 la 166,glicemia De la 180 la 101 colesterol bun 72 colesterolrau 98 in perioada de doua săptămâni,mă simt foarte bine sunt mai energica nu-mi vine să cred ????????

Iată cum se realizează acest lucru: în timpul pauzei alimentare nu se secretă insulină, iar dacă această situație se prelungește, în timp, sensibilitatea la insulină a celulelor se restabilește. Deci, tulburarea de metabolism dispare sau se reduce.

Efectul este accentuat dacă se elimină sau se reduce semnificativ consumul de alimente cu glucide. Ideal ar fi să se elimine zahărul și produsele cu zahăr (atenție, după cum am spus, la alimentele în care zahărul este „ascuns") sau cel mult

SLĂBEȘTI FĂRĂ SĂ NUMERI CALORIILE!

să se consume moderat, strict ocazional și să se reducă ceilalți carbohidrați (atenție la produsele de patiserie care conțin, pe lângă făină, zahăr).

În această situație, organismul va fi nevoit să folosească lipidele (grăsimile), ca sursă de energie, sub formă de corpi cetonici.

Cum organismul are nevoie să obțină energie și din glucoză, aceasta este obținută în organism, ori din depozitele de glicogen (prin procesul de glicogeniloză), ori din lipide (proces cunoscut sub numele de gluconeogeneză), care au loc în ficat. Ca atare, eliminarea sau reducerea semnificativă a glucidelor din alimentație nu pune niciun fel de probleme. De asemenea, postul intermitent trebuie să fie însoțit de o creștere a consumului alimentelor de calitate și de o reducere a celor nesănătoase. Am vorbit deja despre zahăr și carbohidrați, dar trebuie reduse în aceeași măsură alimentele cu nivel înalt de procesare, pentru că au mulți aditivi chimici și sunt supuse unor tratamente termice care distrug nutrienții.

Foarte important: trebuie eliminate grăsimile nesănătoase, cum sunt uleiul de rapiță, de semințe de bumbac, de soia, de porumb, de floarea soarelui.

> **Marcel Nicolae Copindean**
> Sa va spun o chestie probată, înainte aveam o durere constanta la capul stomacului, după a treia sesiune de post intermitent durerea a dispărut. Am slăbit 7 kg și mă simt mai cu putere în toți mușchii. O întrebare care este rețeta cu ghimbir scorțișoară oțet de mere și suc de lămâie, ce proporții trebe folosite? Va multumesc
>
> Just now Like Reply Message

31

Probabil că acestea nu sunt consumate ca atare (cu excepția celui de floarea soarelui), dar ele se găsesc în sosuri, maioneze și dressinguri pe care le cumperi.

Ele trebuie înlocuite cu uleiul de măsline, uleiul de cocos, untul clarifiat (ghee), avocado, care, toate, conțin grăsimi sănătoase.

De asemenea, trebuie consumate fibre alimentare, adică legume, zarzavaturi, pentru că fibrele constituie hrana florei microbiene benefice din intestin (efect prebiotic) și pentru că, după cum am spus deja, scad cantitatea și viteza de absorbție a glucidelor, astfel încât secreția de insulină nu crește foarte mult.

Prin efectul prebiotic (adică, de hrană a bacteriilor) al fibrelor, se îmbunătățește echlibrul florei microbiene intestinale, care are un rol deosebit de important în imunitate, în starea de spirit (prin faptul că, în colon, sub acțiunea acestor bacterii, se secretă peste 90% din serotonină, așa-numitul „hormon al fericirii") și în controlul glicemiei.

TIPURI DE POST INTERMITENT

În funcție de durata pauzei alimentare și de numărul de mese, putem avea:

1. Post intermitent lejer, cu durata pauzei alimentare de 16 ore și 3 mese pe zi.
2. Post intermitent mediu, cu pauză alimentară de 18-20 de ore și 2 mese pe zi.

SLĂBEȘTI FĂRĂ SĂ NUMERI CALORIILE!

3. O masă pe zi, așa-numitul OMAD (one meal a day), în care se mănâncă o singură dată în 24 de ore.

La oricare din cele 3 tipuri, poți adopta un regim alimentar normal sau unul în care excluzi sau reduci la minimum carbohidrații, bazându-te în principal pe grăsimi, proteine, și legume.

> D comentariul lui dorinafotache317:
> Felicitări!
> Va doresc sănătate multă ,si mult succes in tot ceea ce faceti , datorită dv am slăbit 12 kg si analize f f bune .Multumesc dl dr.

Atât tipul de post intermitent, cât și cel al regimului alimentar, depind de mai mulți factori:

1. capacitatea ta de toleranță. Atenție, însă: în primele zile, până se adaptează organismul, poate fi puțin dificil, deci, nu considera că e prea mult pentru tine;
2. scopul în care adopți acest regim: numai pentru a pierde în greutate sau și în scop terapeutic.

Este bine să începi cu postul intermitent lejer și să treci apoi la cel intermediar și apoi, eventual, la OMAD. De asemenea, după ce ți-ai atins scopul, poți trece de la OMAD la tipul mediu sau chiar la cel lejer.

DOCTOR CIP

> două luni încerc să țin postul intermitent,mă simt bine iar de când am adăugat uleiul de cocos (exact cum spuneți d-voastră)nu mai simt nevoia să mănînc dulce(este greu de crezut dacă nu experentezi așa ceva) și pot să țin acest regim alimentar.urmează să mă duc la controlul periodic pentru diabet și să-mi refac analizele să văd la concret diferențele.eu vă stimez foarte mult pentru ceea ce faceți.vă mai abordez după ce am analizele biologice.mulțumesc foarte mult.
>
> 4w   Like   Reply   10

Mai există posibilitatea de a ține post intermitent o lună și o lună sau chiar două să nu-l ții. Nu recomand, totuși, această tehnică, deoarece în perioada în care nu ții postul intermitent, este posibil să pierzi ce ai câștigat în perioada în care l-ai ținut. Să nu înțelegi însă că nu pot fi perioade în care poți nu-l ții, cum ar fi sărbătorile sau concediul: aceste perioade sunt scurte, iar insulinorezistența nu are timp să se reinstaleze.

Deci, nu este ceva fix, bătut în cuie, este flexibil.

Marius Sorin Ferent
Cu postul intermitent, am slăbit 15 kg în 6 săptămâni, mă simt fffff bine! Nu mai mâncați după ora 14:30, și rezultatele apar din primele zile!

3săpt.   Îmi place   5
Răspunde   Ascunde

SLĂBEȘTI FĂRĂ SĂ NUMERI CALORIILE!

Foarte importante sunt și orele de pauză alimentară și orele în care se poate mânca, iar aceste intervale este bine să se suprapună peste intervalul de veghe din ritmul circadian. Ritmul circadian este reglat de un ceas biologic aflat în creier, care determină orele de somn și pe cele de veghe. Practic, toate celulele din organismul nostru se supun acestui ritm circadian, iar tu trebuie să îl respecți, pentru că, altfel, organismul se defazează, cu consecința apariției oboselii cronice, a tulburărilor psihosomatice și a bolillor.

Astfel, este bine ca intervalul de pauză alimentară să cuprindă și orele de somn nocturn, iar cel în care mănânci să fie în timpul zilei.

Există mai multe studii care demonstrează că suprapunerea ferestrei alimentare cu orele de veghe face ca nivelul glicemiei și al insulinemiei să fie mai scăzute, indiferent de ce mâncăm. Un astfel de studiu poate fi citit aici: https://www.ncbi.nlm.nih.gov/pmc/articles/PMC5990470/

Acesta este un motiv pentru care este necesar să eviți să mănânci după ora 6, prin excepție, 7 seara, să renunți la gustările pe care, eventual, le iei în timp ce te uiți la televizor (alune, chipsuri, o bere etc.), pentru că simplul fapt de a mânca după această oră produce mai multe daune în organism decât dacă ai consuma exact aceleași alimente în timpul zilei.

DOCTOR CIP

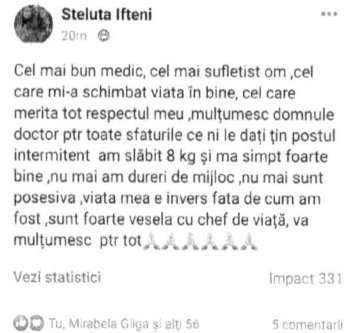

Un alt motiv pentru care e bine să nu mănânci după ora 6 seara este faptul că, atunci când te culci, este bine ca stomacul să fie evacuat, pentru a avea un somn de calitate. În mod sigur știi ce senzație neplăcută ai când te culci cu stomacul plin, iar somnul nu este odihnitor, de multe ori având și vise neplăcute.

Sigur, dacă lucrezi în schimburi, trebuie să îți adaptezi mesele la orar.

Îți dau un exemplu de post intermitent lejer, pe care, în mod sigur, aproape 100% din oameni îl pot ține fără probleme:

1. dimineața, înlocuiești micul dejun cu o cafea neîndulcită în care pui o linguriță de ulei de cocos. Uleiul de cocos conține multe grăsimi sănătoase, care sunt metabolizate rapid în ficat în corpi cetonici, care îți dau suficientă energie până la prima masă, astfel încât nu vei avea senzația de foame.
2. iei prima masă la ora 10, a doua la 15 și a treia la 18.

SLĂBEȘTI FĂRĂ SĂ NUMERI CALORIILE!

Astfel, ai o pauză de la ora 18 seara până a doua zi la 10 dimineața, adică 16 ore și un interval alimentar între 10 dimineața și 6 seara, adică 8 ore.

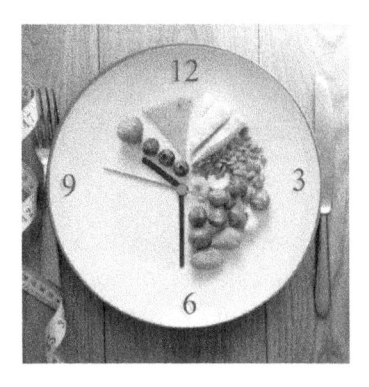

Poți mânca orice, dar recomandarea mea este să elimini produsele cu zahăr (e bine să mănânci așa ceva cel mult o dată pe săptămâna) și să reduci pâinea, pastele, cartofii și orezul.

Nu e nicio nenorocire dacă în weekend mănânci o prăjitură, eventual bei o bere.

TEHNICI DE POST INTERMITENT

În acest capitol îți voi prezenta mai multe modalități de a aplica postul intermitent.

Înainte însă de asta, precizez încă o dată că postul intermitent nu este despre restricție calorică, dimpotrivă, se recomandă să mănânci până în momentul în care te saturi, pentru că este important să nu-ți vină foame repede și astfel să mănânci de prea multe ori.

Ține minte: scopul postului intermitent nu este reducerea numărului de calorii, ci reducerea nivelului insulinei în sânge, hormonul care, dacă e la un novel prea înalt, duce la creșterea în greutate.

Modalitatea de aplicare a postului intermitent depinde de fiecare, cum se simte mai bine și de asemenea de scopul pentru care îl ține: pentru a se simți mai bine, pentru a slăbi, pentru a preveni boli sau în scop terapeutic, ca adjuvant în tratamentul unor boli.

Postul intermitent poate fi aplicat zilnic, pentru perioade mari de timp.

SLĂBEȘTI FĂRĂ SĂ NUMERI CALORIILE!

Poți începe cu pauza alimentară minimă de 16 ore și cu numărul maxim de mese, 3 și în funcție de cum te simți, poți crește pauza și reduce numărul de mese, chiar până la o masă pe zi.

> **John Trifey** • acum 16 ore
> Domnule Doctor, v-am descoperit acum aproape o lună de pe YouTube. Aveam 95,4 kg și am optat pentru varianta 8 cu 16. Am acum 88,2 kg. Vreau să ajung la 73 kg până la vară. Nu e greu, dar nici ușor. Trebuie voință. Vă mulțumesc și vă respect!
>
> 👍 15

Există specialiști care recomandă o dată pe săptămâna să se facă așa-numitul "water fasting", de 48 de ore, adică o pauză alimentară de 48 de ore, în care nu consumi nimic altceva în afară de apă.

Mai există o tehnică, numită post periodic, în care 5 zile pe săptămâna aplici postul intermitent pe care l-am prezentat, iar în alte două zile aplici reguli diferite: adică, într-o zi, mănânci fără restricții, iar în altă zi nu mănânci nimic. Aceste două zile nu trebuie să fie consecutive.

Altă tehnică se numește post alternativ, în care în 4 zile pe săptămâna mănânci cum vrei, iar în celelalte 3 zile mănânci o singură masă pe zi, redusă cantitativ, aceste zile alternând.

De asemenea, poti să ții postul intermitent alternativ lunar, adică o lună îl aplici, de preferință cu o pauză mai mare, de 20 de ore cel puțin și maximum 2 mese, iar o lună mănânci cum vrei.

Repet, poți adopta acea metodă care ți se potrivește, pe care o suporți cel mai ușor.

În funcție de toleranța ta, începe treptat să crești ușor durata pauzei alimentare, dând timp organismului să se adapteze și să accepte acest regim. Postul intermitent este un maraton, nu un sprint. Interesul este să îl ții cât mai mult timp, să-l adopți ca stil de viață, pentru că aduce foarte multe beneficii pentru sănătate, în afară de cele aduse de slăbit.

Am dat ca exemplu în capitolul anterior o metodă prin care înlocuiești micul dejun cu o cafea în care adaugi o linguriță de ulei de cocos.

Deși, teoretic, ar putea fi considerată o masă (deoarece în pauza alimentară este permis consumul doar de apă sau ceai și cafea fără niciun adaus), cantitatea de ulei este mică și nu conține glucide, astfel încât, cel puțin în prima perioadă, se poate face această excepție. Eventual, la un moment dat, când ți-ai intrat în ritm, poți renunța la uleiul de cocos, dar, repet, nu e o problemă.

Pot să-ți spun, din experiența mea, că beau această cafea cu ulei de cocos deja de 1 an, fără întrerupere, în fiecare dimineață.

Atenție, uleiul de cocos trebuie neapărat să fie virgin, presat la rece, nu rafinat, prelucrat termic.

SLĂBEȘTI FĂRĂ SĂ NUMERI CALORIILE!

> Comentariu evidențiat
>
> Polixenia Graf • acum 5 ore
> Azi dimineata mi-am preparat si eu! Am topit uleiul si l am amestecat in cafea! Cafea neagra, fara îndulcitor,fara nimic! Cea mai buna cafea! Multumesc mult, domnule doctor!

O altă tehnică de post intermitent poate fi să mănânci prima masă la ora 9, a doua în jur de ora 1 la prânz și ultima la 5 după amiază.

Este ok și dacă începi cu postul intermitent de luni până vineri, cu pauză alimentară de 12 ore și în weekend mănânci cum vrei, apoi, mărești treptat pauza, până ajungi la 16 ore, mâncând normal în weekend, apoi ții post intermitent și sâmbăta iar după o perioadă și duminica. În continuare, poți crește pauza alimentară la 18 ore, apoi 20 de ore, atâta timp cât te simți confortabil.

Fii creativ, vezi cum îți e mai ușor, dar, iți garantez, dacă respecți planul, vei ajunge să îl inseri în stilul tău de viață.

În orice situație, mănâncă cel mai târziu la 6 seara, prin excepție, la 7 și indiferent cum începi și ce tehnică adopți, important este ca, în final, să reduci cât de mult poți pauza alimentară și cantitatea de carbohidrați.

Este important de știut că primele zile sunt mai dificile, ulterior organismul se adaptează și nu mai apare sau se reduce semnificativ senzația de foame. Iar când încep să apară rezultatele, vei fi încurajat să continui.

> Adrian Ionut Bobeica • acum 1 lună
> Am slabit aproape 8-10 kg. Nu prea imi dau seama cu exactitate, pentru ca uneori cantarul arata diferit. Eu va multumesc foarte mult, pentru ca pot sa zambesc, in sfarsit! Datorita dumneavoastra, eu ma simt mult mai sanatos. Cuvintele sunt putine, pentru binele pe care mi l-ati facut mie!
>
> 👍 6   👎   💬   ♡   ⋮

O ultima mențiune: pentru prevenirea creșterii accentuate a glicemiei și a secreției de insulină, mai ales în cazul în care mănânci carbohidrați, fă "flotări soleare". Acestea sunt foarte simplu de făcut: stai așezat, ține tălpile lipite de podea și ridică și coboară ritmic călcâiele. Poți să faci această manevră de câte ori ai ocazia, când mănânci, când stai la birou, când stai în fotoliu și te uiți la televizor etc.

Mecanismul prin care aceste mișcări reduc creșterea glicemiei și a secreției de insulină este ușor de înțeles: în toți mușchii există o cantitate de glucoză sub formă de glicogen, care, în momentul în care mușchii se contractă, se transformă în glucoză, iar aceasta este folosită de mușchi pentru a produce energie.

Mușchiul solear este singurul mușchi din organism care nu are rezervă de glicogen și care folosește ca sursă de energie direct glucoza din sânge. Din acest motiv, "flotările soleare" sunt o modalitate prin care îți poți reduce glicemia în timpul mesei și după masă.

SLĂBEȘTI FĂRĂ SĂ NUMERI CALORIILE!

Profesorul Marc Hamilton, de la Universitatea din Houston, a făcut un studiu (https://www.ncbi.nlm.nih.gov/pmc/articles/PMC9404652/) prin care a demonstrat că aceste flotari soleare sunt foarte eficiente în controlul glicemiei, al secreției de insulină și în reducerea nivelului trigliceridelor în sânge.

Ion toma ☆ ☆ ☆ ☆ ☆

In data de 22.03 2023

Am început în ianuarie acest post intermitent am slabit 7 kg. Ma simt mai usor si manânc fara prea multe restrictii, am eliminat zahărul complet.

METODA MEA

Eu am început să țin postul intermitent la începutul lunii martie 2022.

Până în acel moment nici nu auzisem de acesta, deși, de-a lungul timpului, încercasem nenumărate metode de a slăbi: regim hipocaloric, dietă disociată, planuri nutriționale etc. Deși la început aveam rezultate, după un timp, reveneam la greutatea inițială, astfel încât, la un moment dat, renunțasem să mai încerc, consolându-mă cu ideea că nu am ce face, că asta e metabolismul meu.

Maria * * * * *

In data de 06.03 2023

Am inceput postul ci 15/9 de la 1 ianuarie am 2 mese pe zi si fructe intre,am slabit 5 kg,ma simt perfect.Dulciuri aproape zero,la fel sucuri....si altele.Sunt multumita ,am sa continuu.....

Însă, în urmă diagnosticului de cancer de prostată din septembrie 2021, urmat de intervenția chirurgicală din decembrie, am început să caut terapii complementare și astfel

SLĂBEȘTI FĂRĂ SĂ NUMERI CALORIILE!

l-am descoperit pe You Tube pe dr Eric Berg, care are o serie de clipuri despre postul intermitent și beneficiile sale pentru sănătate.

M-am decis să adopt acest regim, având în vedere că răspundea mai multor probleme pe care le aveam.

Rezultatele nu au întârziat să apară, astfel încât, a devenit stilul meu de viață, nu o simplă dietă.

Am crezut inițial că este dificil de ținut, iar o masă pe zi mi se părea o țintă imposibilă, de aceea, am început cu o pauză alimentară de 14 ore și cu 3 mese pe zi.

În plus, am eliminat aproape de tot zahărul și produsele cu zahăr, în sensul că am început să mănânc cel mult un desert o dată pe săptămână.

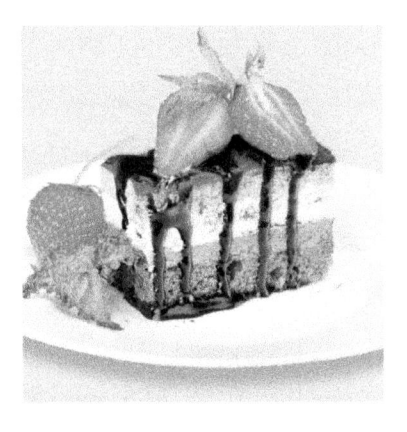

Ulterior, după 7-10 zile, am trecut la o pauză de 18 ore și 2 mese, iar după încă vreo săptămână, am ajuns la o singură masă pe zi, așa-numitul regim OMAD (one meal a day). A fost mult mai ușor decât mă așteptam.

Rezultatele au început să apară repede, în 2 luni am slăbit 12 kg, iar în luna următoare, încă aproape 8 kg, ajungând, astfel, la 80 de kg, greutate la care mă mențin și în prezent, cu mici variații.

Primele 3-4 zile au fost mai dificile, ulterior, însă, senzația de foame a fost de mică intensitate. În plus, a dispărut pofta de dulciuri, pe care înainte o aveam după masă sau între mese.

> **Yolanda Ana**
> Mult succes domnule dr Ciprian Nicolae! 🖤 M.ati impulsionat si tin si eu postul intermitent. Ca si dumneavoastra mananc o singura data pe zi. Tensiunea arteriala mi s.a redus de la 180 la 120! 🖤
>
> 15h   Îmi place   Răspunde   4 👍
> Ascunde

Pentru a avea energie, dimineața beau un ness în care adaug o linguriță de ulei de cocos sau unt ghee (unt clarifiat).

Uleiul de cocos sau untul ghee conțin grăsimi foarte sănătoase, care se metabolizează rapid în ficat în corpi cetonici, iar aceștia sunt utilizați de organism ca sursă de energie. Astfel, nu am senzație de foame, mă simt energic, tonic, memoria e mai bună, claritatea în gândire și capacitatea de concentrare s-au îmbunătățit. Sunt zile când nu pot sa mănânc la ora 2, cum mănânc de obicei și mănânc în jur de 4, deci, trec peste 24 de ore de la ultima masă și nu am nicio problemă.

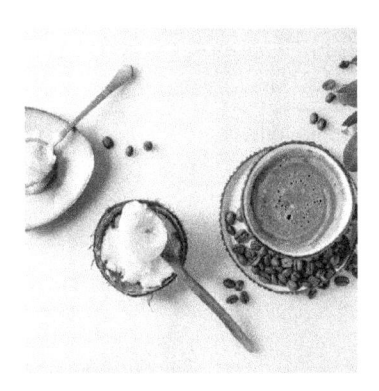

Înainte de a adopta acest regim, aveam simptome clare de insulinorezistență: când stăteam în picioare și mă uitam în jos, îmi vedeam abdomenul în loc să-mi văd vârfurile picioarelor, nu rezistam mai mult de 2 ore după masă fără să mănânc ceva, în special ceva dulce.

La scurt timp de la adoptarea postului intermitent, aceste simptome s-au redus până la dispariție.

Și dacă am putut eu să țin acest regim, deși sunt foarte pofticios, în mod sigur și tu poți!

Trebuie să ai puțină voință în primele zile, o săptămână, să reziști tentației de a mânca, să îți învingi pofta de dulciuri, gustări, de ceva de ronțăit, pentru că răsplata va veni, ceea ce te va încuraja să continui.

Postul intermitent va deveni parte din stilul tău de viață și chiar dacă, după ce atingi greutatea dorită, va putea fi mai relaxat, el va continua, adică vor dispărea pentru totdeauna gustările dintre mese, zahărul va fi mult redus iar ceilalți carbohidrați vor fi în limite moderate.

Emilia Ionescu
L am ținut și am slăbit 10 kg, și mi a scăzut glicemia la 110,SA FI BINECUVÂNTAT DOMNULE DOCTOR

2săpt.   Îmi place   Răspunde   2
Ascunde

CONTRAINDICAȚIILE POSTULUI INTERMITENT

Am trecut în revistă în capitolele anterioare beneficiile, tipurile și diverse tehnici ce post intermitent.

Dar se poate el aplica tuturor? Nu!

Sunt mai multe categorii de persoane care trebuie să îl evite:

1. Femeile gravide. Sunt studii care au arătat că fătul are neapărat nevoie de glucoză pentru dezvoltarea organelor, în special a creierului, iar în postul intermitent scade utilizarea glucozei și crește utilizarea corpilor cetonici ca sursă de energie.

De asemenea, se recomandă evitarea postului intermitent și în cazul femeilor care alăptează.

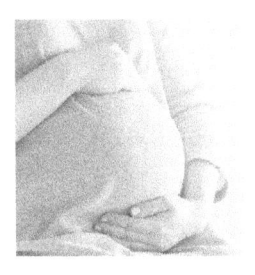

2. Copiii și tinerii până în vârstă de 18 ani, pentru că organismul lor este în dezvoltare. Asta nu înseamnă, bineînțeles, că pot să mănânce orice, dimpotrivă, crește importanța alimentelor de calitate. În copilărie se formează obiceiurile alimentare, ca atare, copiii trebuie învățați să evite alimentele înalt procesate, pentru a nu declanșa tulburări metabolice, care vor fi dificil de corectat la maturitate. Din păcate, alimentele nesănătoase predomină, fast foodurile sunt peste tot, mâncarea acestora fiind gustoasă și chiar adictivă, de aceea părinții trebuie să se implice activ în formarea unor obiceiuri alimentare sănătoase.

Copiii trebuie să evite băuturile îndulcite, deoarece zahărul din acestea se absoarbe extrem de repede, determinând creșterea bruscă a glicemiei și apoi a secreției de insulină, astfel încât un consum regulat duce la epuizarea pancreasului, cu evoluție spre diabet de tip 1 sau spre insulinorezistență, cu evoluție spre diabet de tip 2, obezitate, ficat gras și toate celelalte complicații.

Trebuie evitate:

- băuturile carbogazoase;
- sucurile naturale produse industrial, deoarece conțin multă fructoză, iar capacitatea ficatului de metabolizare a acesteia este foarte mică, surplusul fiind transformat în grăsime;
- sucurile naturale proaspete, din același motiv.

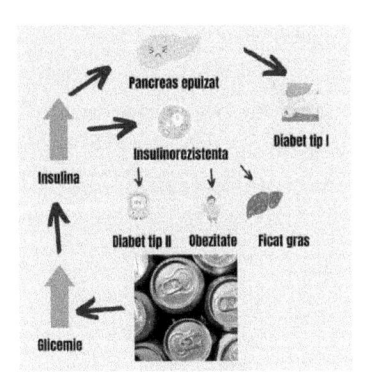

Sunt de preferat fructele ca atare sau pregătite ca smoothie, deoarece conțin fibre alimentare, care, pe de o parte, stimulează flora microbiană intestinală și pe de altă parte, încetinesc și reduc absorbția carbohidraților, ceea ce duce la o creștere treptată a glicemiei și a secreției de insulină.

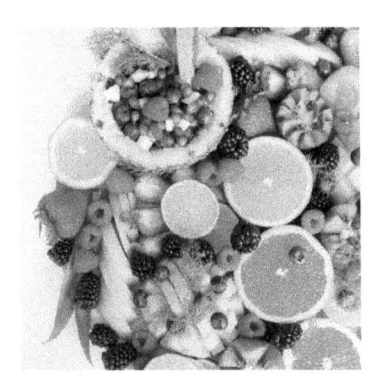

3. Persoanele în vârstă de peste 70 de ani, pentru că, peste această vârstă, apare fenomenul de pierdere de masă musculară (sarcopenie). Nu este o contraindicație absolută, ci relativă, din cauză că

postul intermitent poate să determine o scădere a cantității de proteine care se consumă. Deci, o variantă light de post intermitent poate fi aplicată, cu o pauză de 12 ore și cu 3 mese, care să includă obligatoriu proteine (carne, ouă).

CUM SCAP DE POFTA DE DULCIURI?

Zahărul este considerat un drog, deoarece dă dependență. Multe persoane au această problemă și pur și simplu nu își pot înfrâna pofta de a mânca ceva dulce.

Dependența de produsele cu zahăr apare încă din copilărie, pentru că foarte multe produse pentru copiii mici conțin zahăr, copiiilor li se cumpără bomboane, acadele, prăjituri, ciocolată, astfel încât apare o condiționare mentală pentru zahăr.

Dependența provine din faptul că ingerarea zahărului declanșează o reacție de satisfacție, care este determinată de secreția de serotonină și dopamină, hormonul fericirii, respectiv, al plăcerii.

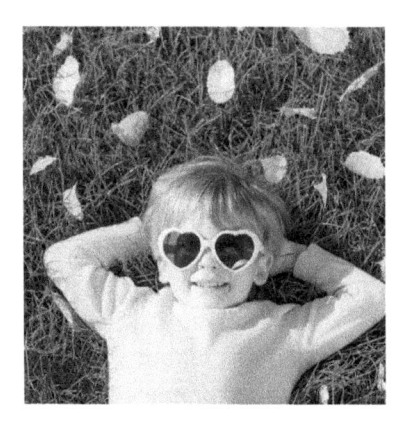

Marea problema este că, la scurt timp după ce mănânci zahăr, simți nevoia să mănânci din nou.

De ce? Zahărul de absoarbe rapid în sânge, glicemia crește brusc, ceea ce determină o creștere rapidă a secreției de insulină, care duce la o scădere abruptă a glicemiei, iar această scădere determină nevoia de zahăr și astfel apare necesitatea, pofta de a mânca din nou ceva dulce.

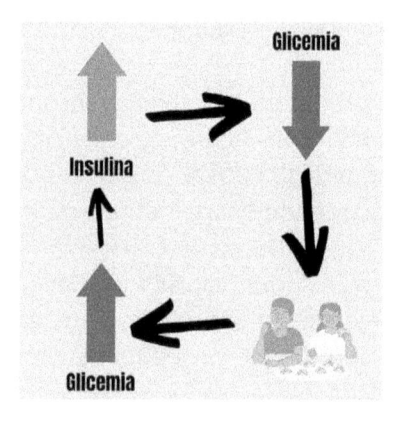

Astfel, pe măsură ce mănânci, dorința devine și mai mare și mai greu de oprit, iar cantitățile de dulciuri cresc.

Se atinge un stadiu în care dependența devine fizică, nu te simți bine dacă nu mănânci ceva dulce, devii nervos, irascibil, anxios, iar această stare dispare cu prima înghițitură.

Problema este că, după puțin timp, apare din nou dorința de a mânca dulce și intri într-un cerc vicios, care va duce la insulinorezistență, obezitate, diabet, steatoză hepatică, boli cardiovasculare și multe alte complicații.

SLĂBEȘTI FĂRĂ SĂ NUMERI CALORIILE!

De aceea, este strict necesar să scapi de această dependență.

Prima măsură care trebuie luată este adoptarea postului intermitent.

> ⚜ Fan activ
> **Vali Vasilica Chitic**
> Bună dimineața! Sunt și eu una din persoanele, care au slăbit cu postul intermitent 16/8, 86-71=15kg în 5 luni! Analize,enervant de bune (vorbele doc. de familie) 😜!
>
> 2săpt.   Îmi place   Răspunde
> Ascunde

Prima perioadă, de câteva zile - o săptămână, este mai dificilă, dar nu foarte dificilă. Postul intermitent, prin pauza alimentară prelungită, obligă organismul să transforme grăsimea din depozite în corpi cetonici, care sunt utilizați pentru producerea de energie, iar corpii cetonici sunt o sursă excelentă de energie pentru creier. Dai astfel șansa creierului să se desprindă de dependența de zahăr.

O măsură care te ajută să ții pauza alimentară suficient de lungă, prin reducerea sau dispariția senzației de foame și care, în același timp, reduce pofta de dulciuri, este să bei o cafea cu o linguriță de ulei de cocos, așa numita cafea bulletproof. După cum am menționat deja, corpii cetonici sunt o sursă de energie pentru creier mai bună decât glucoza, astfel încât consumul de ulei de cocos te face să te simți mai energic, mai tonic, îmbunătățește memoria, capacitatea de concentrare, claritatea în gândire.

> **Mariana Copae**
> PROSTII, DOMNU DOCTOR, EU AM DIABET TIP DOI ȘI BEAU CAFEAUA CU ULEI DE COCOS,ȘI VREAU SĂ VĂ SPUN CĂ SUNT O GURMANDA, ȘI ACUM NU MAI POT MANCA MULT, TRANZITUL INTESTINAL SA REGLAT ȘI MĂ SIMT FOARTE BINE.
>
> 5m   Îmi place   Răspunde   Ascunde

În plus, prin faptul că nu produc creșterea secreției de insulină, corpii cetonici nu determină scăderea bruscă a glicemiei, astfel încât nu apare senzația de foame.

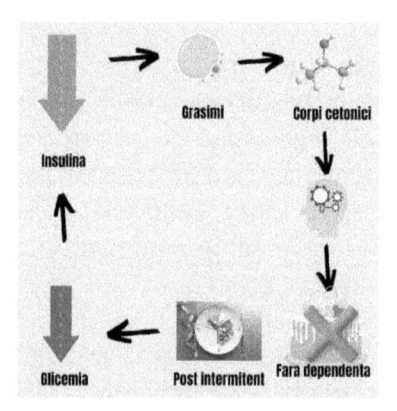

Sunt specialiști care recomandă să nu se mănânce nimic timp de 24 sau chiar 48 de ore, pentru ca organismul să elimine zahărul pe care l-ai consumat și să utilizeze corpii cetonici obținuți din grăsimi.

Ajută dacă faci un exercițiu fizic ușor, de exemplu, o plimbare în ritm mai alert, de cel puțin 2-3 km.

SLĂBEȘTI FĂRĂ SĂ NUMERI CALORIILE!

A doua măsură pe care trebuie să o iei este să elimini toate stimulentele:

- ascunde sau chiar aruncă alimentele nesănătoase, pe cele care conțin zahăr sau alți carbohidrați, cum ar fi fursecuri, chipsuri, biscuiți, napolitane, bomboane, ciocolată, înghețată etc. astfel încât să nu te tenteze. De multe ori, seara, după o zi de lucru, e posibil să simți nevoia să te relaxezi și ești tentat să „ronțăi" ceva, mai ales dacă îți „cad" ochii pe o gustare apetisantă. Dacă nu o vezi, te poți abține mai ușor;
- de asemenea, evită emisiunile tv unde se gătește, gen Master Chef sau canale gen Paprika, pentru că dorința se aprinde imediat;
- evită să treci prin apropierea fast food-urilor, pentru că toate emană un miros îmbietor, iar mirosul este un declanșator puternic al secreției de sucuri digestive, astfel încât apare foamea și pofta de mâncare.

A treia măsură este administrarea de vitamine din complexul B, pentru că scad stresul asociat cu lipsa mâncării. Cea mai bună sursă de vitamine B este drojdia nutritivă.

> **Cata Sebi** • acum 11 ore
> Se poate slabi....eu am început cu postul intermitent când s-a lăsat postul Pastelui....deci 4 săptămâni și 2 zile....Am pornit de la 117 kg iar în acest moment am 105 kg....
>
> 👍 5

În cazul în care dimineața simți că nu ai energie și apare pofta de a mânca ceva dulce, bea o cafea în care pui o linguriță de ulei de cocos presat la rece.

MĂSURI COMPLEMENTARE

Pentru a amplifica reducerea insulinorezistenței, sunt câteva măsuri care pot fi luate, în plus față de postul intermitent și reducerea consumului de carbohidrați.

Uleiul de cocos

Am menționat deja cafeaua cu ulei de cocos, dar, dacă nu-ți place cafeaua sau din diferite motive, nu poți să bei cafea, poți pune uleiul de cocos în ceai sau cicoare.

În cazul în care vrei să o îndulcești, folosește eritritol, xilitol, stevia sau zaharină.

Eu o fac la blender, pentru că, în acest fel, uleiul de cocos se emulsionează foarte bine, iar cafeaua capătă un aspect deosebit, o culoare, o spumă, o textură și un gust foarte plăcute.

Uleiul de cocos trebuie neapărat să fie presat la rece sau virgin (este același lucru), nu rafinat, pentru că, prin rafinare, se pierd ingrediente benefice și în plus, rafinarea presupune temperaturi înalte și substanțe chimice.

Atenție: uleiul de cocos este solid, de culoare albă, la temperatura sub 25 de grade și lichid, incolor, la peste 25 de grade. Însă, calitățile lui sunt aceleași, indiferent dacă este solid sau lichid.

> 🏵 Fan activ
> **Nicoleta Popa Popa**
> Uleiul de cocos este nemaipomenit ....pot tine postul intermitent .. am slăbit și mă simt f bine ....chiar și tensiunea mi a scăzut ....acum să îmi fac și analizele ...vă mulțumesc mult domnule doctor ....sănătate va doresc ....aveți dreptate in tot ce a ce ziceți....

Poți să consumi ulei de cocos chiar dacă ai probleme cu vezica biliară, deoarece grăsimile din el (trigliceride cu lanț mediu) nu au nevoie de prezența bilei pentru a se absorbi.

Pe lângă faptul că reduce senzația de foame și pofta de dulciuri, uleiul de cocos are numeroase alte efecte pozitive, cum ar fi:

- creșterea nivelului HDL în sânge, acesta fiind colesterolul „bun", care protejează inima și vasele de sânge;
- scăderea nivelului trigliceridelor în sânge;
- crește capacitatea de concentrare, îmbunătățește memoria;
- reduce simptomele în demență;
- trigliceridele cu lanț mediu, pe care le conține, stimulează arderea grăsimilor, astfel încât favorizează slăbirea;

- are efecte antibacteriene și antifungice (anti-candida), prin acidul lauric pe care îl conține;
- contribuie la reducerea frecvenței crizelor de epilepsie;
- are acțiune antiinflamatorie;
- elimină constipația.

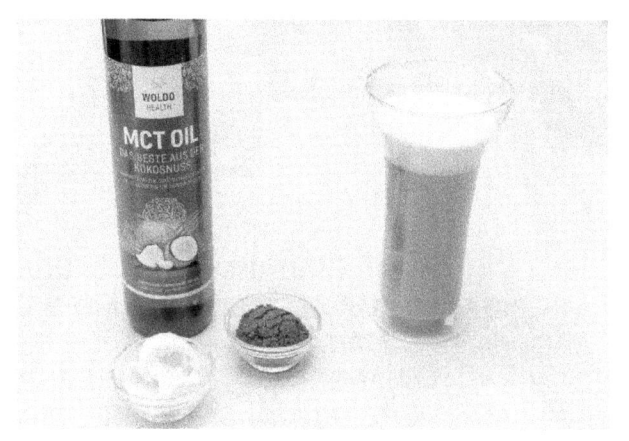

This Photo by Unknown Author is licensed under CC BY

Sigur, ca orice, excesul e dăunător, de aceea, este bine să limitezi consumul la cel mult 3 lingurițe pe zi, pentru a beneficia la maximum de efectele sale pozitive.

Soluție pentru scăderea insulinorezistenței

Este vorba despre „apa magică", soluție a cărei rețeta și mod de preparare le-am prezentat și în „REMEDII PRACTICE CU DOCTOR CIP", dar mi se pare important să o prezint și aici, pentru că face parte din strategia de pierdere în greutate.

Ingrediente

1. O rădăcină medie (4-5 cm) de ghimbir, care se taie în bucăți;
2. Două lămâi cu coaja netratată (găsești la supermarket): se stoarce zeama, care se pune deoparte, iar coaja se taie în bucăți;
3. Scorțișoară: două lingurițe de pulbere sau două batoane;
4. Oțet de mere: 4 linguri;
5. Apă: 2 litri.

ATENȚIE:

1. DACĂ AI GASTRITĂ SAU ULCER, NU ADĂUGA OȚET DE MERE (DEOARECE OȚETUL DE MERE CREȘTE ACIDITATEA GASTRICĂ);
2. DACĂ IEI TRATAMENT CU ANTICOAGULANTE SAU ANTIAGREGANTE, NU ADĂUGA GHIMBIR, DEOARECE GHIMBIRUL ARE EFECT DE SCĂDERE A COAGULĂRII.

> paty petrica • acum 1 lună
> Am o lună de când am început să beau apa magică și de ceva timp am luat și uleiul de cocos, pot să spun că mă simt foarte bine, am slăbit aproape 4 kg, deși sunt la menopauză și mă chinui de mult timp să slăbesc și nimic. De data aceasta, datorită apei magice, am reușit. Mulțumesc frumos domule Doctor pentru sfaturile bune care ni le dați.

Mod de preparare

Pune apa la fiert.

În momentul în care începe să fiarbă, adaugă ghimbirul, cojile de lămâie și scorțișoara (atenție, folosește scorțișoară de Ceylon, din Sri Lanka).

Din acel moment, lasă la fiert 15 minute sau poți să oprești focul și lași să se infuzeze 15 minute.

După cele 15 minute, strecoară, lasă în jur de 30 minute să se răcească și apoi adaugă zeama de lămâie și oțetul de mere.

Un mod de preparare alternativ este să pui la blender 1 litru de apa și celelalte ingrediente.

Pune soluția într-o sticlă, ține-o la frigider și bea dimineața și seara 100-150 de ml înainte de masă.

După ce iei soluția, nu mânca cel puțin 15 minute.

Consumă soluția timp de 12 săptămâni. Poți relua după o pauză de o lună.

Am primit multe mesaje de la persoane care au consumat această soluție, cu rezultate foarte bune.

Deși i se spune „apă magică", nu e nimic magic în mecanismul de acțiune, ci doar în efecte.

DOCTOR CIP

Cele 4 ingrediente, ghimbirul, lămâia, oțetul de mere și scorțișoara au efect pozitiv în echilibrul glicemiei și contribuie, astfel, la reducerea secreției de insulină, a insulinorezistenței și astfel, la pierderea în greutate, în special prin diminuarea ficatului gras și a grăsimii abdominale.

Din acest motiv, ele au efect pozitiv și la persoanele cu diabet de tip 2.

Un studiu din 2014 (https://pubmed.ncbi.nlm.nih.gov/245598 10/) a arătat că ghimbirul reduce insulinorezistența la pacienții cu diabet de tip 2, iar acest efect îl face eficient și în obezitate.

În momentul în care mănânci carbohidrați, aceștia sunt desfăcuți în tubul digestiv, sub acțiunea unor enzime, în glucoză, care se absoarbe, crescând glicemia și secreția de insulină. Oțetul de mere inhibă activitatea acestor enzime, astfel încât cantitatea de glucoză care se absoarbe scade, ducând la scăderea insulinorezistenței și pierderea în greutate.

Un studiu publicat în 2021 (https://pubmed.ncbi.nlm.nih.gov/34187442/) arată că administrarea de oțet de mere a scăzut glicemia și hemoglobina glicată.

Grăsimi care slăbesc!

Poate să pară imposibil, dar chiar există grăsimi care slăbesc: sunt acele grăsimi care conțin acid linoleic conjugat, un acid gras care accelerează arderea grăsimilor în organism, contribuind, deci, la slăbit.

Două surse foarte bune de acid linoleic conjugat sunt carnea de vită (în special de la vitele hrănite cu iarbă) și untul.

Untul clarifiat (untul ghee)

Untul clarifiat este un unt care conține 100% grăsime.

Printre efectele pozitive ale untului ghee se numără reducerea insulinorezistenței și efectul antiinflamator, prin acizii grași de tip omega 3 pe care îi conține.

În plus, este o sursă importantă de vitamina A, D, E și K.

Îl poți cumpăra sau îl poți face acasă din unt cu 80% grăsime: pui un pachet de unt într-o oală cu diametru mic și fundul gros, la foc mic, astfel încât untul să înceapă să fiarbă, ceea ce determină evaporarea apei, ridicarea la suprafață a grăsimii și depunerea pe fundul oalei a celorlalte componente. Când a ieșit la suprafață toată grăsimea (îți dai seama de asta pentru că e transparentă), îl strecori și astfel rezultă untul ghee (clarifiat).

Fibrele alimentare

Fibrele alimentare sunt carbohidrați care nu sunt desfăcuți în tubul digestiv în molecule de glucoză, ca atare, nu se absorb, deci, nu îngrașă. În plus, fibrele alimentare mai au două efecte pozitive, prin care contribuie la slăbit și în general, la sănătate:

1. sunt hrană pentru bacteriile benefice din colon, contribuind astfel la o bună imunitate și stare de spirit;

2. încetinesc cantitatea și viteza de absorbție a carbohidraților, astfel încât glicemia și secreția de insulină cresc moderat și lent.

Îți poți asigura necesarul de fibre mâncând zilnic o salată în care pui ulei de măsline extravirgin (care conține grăsimi sănătoase, cu efect antiinflamator și de protejare a inimii și vaselor de sânge) și oțet de mere (despre care am spus deja că are ca efect scăderea glicemiei).

Amidonul retrograd

În procesul de pregătire a pâinii, cartofilor și orezului, prin amestecul cu apa și la temperaturi înalte, amidonul (care este un carbohidrat format din lanțuri lungi de molecule de glucoză) devine solubil, iar enzimele din intestin desfac aceste lanțuri în molecule de glucoză, care se absorb în sânge, crescând glicemia și secreția de insulină. Acesta este motivul pentru care produsele din făină, cartofii și orezul îngrașă.

Există, însă, o metodă, prin care indicele glicemic (acesta fiind o măsură a creșterii glicemiei) al amidonului poate să scadă semnificativ.

Astfel, dacă pâinea se ține la congelator și apoi se încălzește, de preferință la prăjitor (toaster), lanțurile de amidon își schimbă configurația, devin rezistente la acțiunea enzimelor și cele mai multe nu mai sunt desfăcute în moleculele de glucoză, deci, nu se mai absorb. Aceste amidon se numește amidon retrograd.

SLĂBEȘTI FĂRĂ SĂ NUMERI CALORIILE!

În mod similar, dacă orezul și cartofii, după preparare, sunt răciți și reîncălziți, amidonul devine retrograd.

În plus, amidonul retrograd se comportă similar cu fibrele alimentare, favorizând dezvoltarea și echilibrul florei microbiene intestinale.

Într-un studiu din 2017 (https://www.ncbi.nlm.nih.gov/pmc/articles/PMC5374268/) s-a demonstrat mecanismul biochimic prin care acționează amidonul retrograd, concluzia fiind că acest tip de amidon joacă un rol important în prevenirea și tratamentul diabetului de tip 2 și al bolilor cardiovasculare.

Atenție, însă: pentru ca amidonul să sufere procesul de retrogradare, răcirea/congelarea trebuie să aibă loc după prepararea termică. Congelarea aluatului, de exemplu, nu determină transformarea amidonului în amidon retrograd!

Reducerea stresului si reglarea somnului

Stresul este un mecanism de apărare al organismului în fața unei agresiuni, de orice natură ar fi aceasta.

În stres se secretă hormoni care mobilizează resursele organismului și îi permit acestuia să lupte împotriva agresiunii sau să fugă din fața agresiunii (așa-numită reacție „fight or flight", luptă sau fugi).

Însă, în situația în care stresul se prelungește, devine cronic, acești hormoni produc o serie de efecte negative la nivelul întregului organism, inclusiv la nivelul greutății.

Unul din hormonii care se secretă în stres este cortizolul, care are, printre altele, efectul de creștere a glicemiei. Această creștere determină, la rândul ei, creșterea secreției de insulină, care duce la acumularea de grăsime.

De aceea, este strict necesară reducerea nivelului de stres, prima măsură fiind înlăturarea sursei. Cum, însă, de foarte multe ori, nu e posibil, trebuie luate alte măsuri, care, chiar dacă nu elimină stresul, cel puțin îl reduc.

De asemenea, trebuie luate măsuri pentru reglarea somnului, deoarece, stresul prelungit determină tulburări de somn, iar acestea, la rândul lor, cresc nivelul de stres, intrându-se, astfel intr-un cerc vicios.

În „REMEDIII PRACTICE CU DOCTOR CIP" am un capitol dedicat stresului și insomniei, pe care îl reiau aici, cu unele adăugiri.

Evitarea știrilor și a talkshow-urilor

Este bine să fim informați, dar nu să stăm ore în șir în fața televizorului, privind știri sau dezbateri care ne spun că vine apocalipsa, criza economică, încălzirea globală, seceta, foametea, frigul și războiul. Trecând peste faptul că sunt prezentate într-o manieră alarmistă, oricum nu poți schimba nimic și nu faci nimic altceva decat să îți crești nivelul de stres.

Este preferabil să urmărești programe de divertisment, comedii, muzică, să citești ceva care te relaxează, să faci plimbări.

SLĂBEȘTI FĂRĂ SĂ NUMERI CALORIILE!

Ceaiul de roiniță

70% din cei care beau ceai de roiniță raportează o scădere a stresului, o stare de calm și de liniște interioară.

Nucile

S-a constatat, într-un studiu, efectuat în Italia, că 50 de grame de nuci pe zi au efect de reducere a nivelului de stres.

Alimente care pot contribui la reducerea stresului prin faptul că reduc secreția de cortizol:

- ciocolata neagră, cu cel puțin 70% cacao (conține teobromină);
- peștele și fructele de mare (conțin acizi grași de tip omega 3);
- ceaiul verde sau negru (conțin polifenoli).

Combaterea insomniei

Pentru combaterea insomniei, pentru a induce un somn de calitate, sunt posibile următoarele măsuri:

- **Respirația în pătrat**

Aceasta este o tehnică dezvoltată de trupele speciale, SEALS, ale Marinei SUA, care reduce stresul, calmează și induce somnul.

Tehnica este foarte simplă: inspiră timp de 4 secunde, ține-ți respirația tip de 4 secunde, expiră timp de 4 secunde și ține-ți respirația alte 4 secunde. Repetă acest ciclu până adormi, de obicei nu vei depăși 10 cicluri.

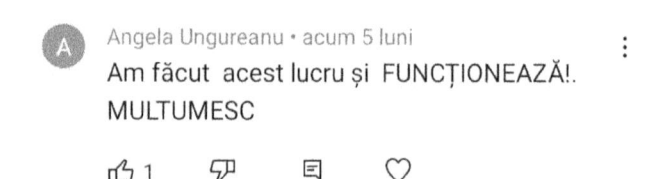

> **Angela Ungureanu** • acum 5 luni
> Am făcut acest lucru și FUNCȚIONEAZĂ!.
> MULTUMESC
> 👍 1

- **Extractul de vișine**

Extractul de vișine are efect de inducere a somnului și de combatere a insomniei.

- **Ceaiul de coajă de banane**

Bea seara înainte de a te culca un ceai de coajă de banane. Atenție, bananele trebuie să aibă coaja netratată. Dacă nu știi dacă este sau nu tratată, atunci, ca măsură de precauție, ține banana 15 minute într-o soluție de bicarbonat de sodiu (500 ml de apă în care pui 2 linguri de bicarbonat de sodiu), apoi clătește-o bine sub jet de apă.

- **Nucșoara**

Înainte de a te culca, bea 100-150 de ml de lapte călduț în care dizolvi o linguriță de nucșoară (nucșoara este un condiment) ;

- **Ceaiul de mușețel**

Înainte de a te culca, miroase un plic de ceai de mușețel: acesta conține substanțe care stimulează aceeași zonă din creier care

SLĂBEȘTI FĂRĂ SĂ NUMERI CALORIILE!

este stimulată de benzodiazepine (o clasă de medicamente sedative).

- **Dormitul cu șosete în picioare**

În timpul somnului, temperatura centrală (din interiorul corpului) scade cu aproape o jumătate de grad.

Daca te culci cu șosete, cantitatea de sânge care ajunge în picioare crește și astfel se pierde prin piele mai multă căldură, ceea ce face ca temperatura centrală să scadă, iar creierul să fie "păcălit" că deja dormi și astfel intră în starea de somn.

- **Lavanda**

Lavanda conține substanțe care induc și mențin somnul.

Cea mai eficientă formă este cea de ulei esențial, care poate fi folosit astfel:

1. prin mirosire: pune câteva picături de ulei esențial pe un prosop sau pe o batistă aproape de cap sau direct pe frunte;
2. pe cale orală: pune o picătură de ulei esențial în 2 litri de apă și bea 100-150 de ml înainte de culcare.

- **Presopunctura**

Îți prezint două manevre de presopunctură care au ca efect reducerea stresului și inducerea somnului.

Prinde capătul degetului mare de la o mână între degetul mare și arătător de la cealaltă mână și apasă ritmic de 30 de ori, apoi presează din lateral degetul mare cu aceleași două degete, timp de 30 de secunde, menținând presiunea.

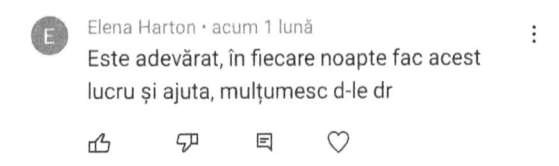

> **E** Elena Harton • acum 1 lună
> Este adevărat, în fiecare noapte fac acest lucru și ajuta, mulțumesc d-le dr

La a doua manevră, pune degetele de la ambele mâini, mai puțin degetul mare, de o parte și de alta a sternului, astfel încât degetele mici să fie la nivelul extremității inferioare a acestuia și apeși, inspiri adânc pe nas, apoi expiri profund, ca și cum ai vrea să dai afară tot aerul din plămâni. Repeți manevra de 20 de ori.

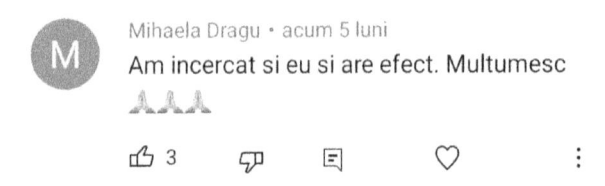

> **M** Mihaela Dragu • acum 5 luni
> Am incercat si eu si are efect. Multumesc 👏👏👏
>
> 👍 3

Obezitatea la menopauză

În cazul femeilor la menopauză, obezitatea este determinată și de modificările hormonale care se produc în această perioadă, deci, în plus față de post intermitent și consum redus de carbohidrați, trebuie luate măsuri specifice.

SLĂBEȘTI FĂRĂ SĂ NUMERI CALORIILE!

La menopauză, scade secreția atât de progesteron, cât și de estrogeni, dar mai mult cea de progesteron, astfel încât apare un dezechilibru, o dominanță relativă a estrogenilor, care favorizează creșterea în greutate.

În continuare, se intră intr-un cerc vicios: în țesutul gras există o enzimă, aromataza, care transformă hormonul masculin, testosteronul (care se găsește, în cantități mici și la femei) în estrogeni, accentuând, astfel, dominanța acestora.

Pentru contracararea efectului aromatazei se poate administra zilnic o lingură de polen sau de propolis.

De asemenea, trebuie evitate:

- produsele din soia, deoarece aceasta conține substanțe, numite fitoestrogeni, care au acțiune similară cu a estrogenilor;
- laptele și produsele lactate care provin de la vaci crescute în sistem industrial, pentru că li se administrează estrogeni.

FRUCTELE

Primesc multe întrebări în legătură cu fructele, cu modul de consum al acestora.

Fructele sunt un aliment important, pentru conținutul lor energetic, de fibre, vitamine, minerale și alți fitonutrienți, de aceea este important să le consumăm, dar trebuie să știi cum.

De la bun început, precizez că fructele trebuie mâncate în starea lor naturală, ca fructe proaspete, eventual smoothie.

Trebuie evitate sucurile de fructe, atât cele din comerț, "sucurile de fructe fără zahăr adăugat", cât și cele proaspete, "freshurile".

Pentru a înțelege de ce fructele trebuie mâncate astfel și de ce trebuie evitate sucurile, trebuie să vedem ce conțin fructele:

1. Carbohidrați absorbabili: sucroză (zahăr) si fructoză;
2. Carbohidrați neabsorbabili: fibre alimentare;
3. Vitamine, minerale și alți fitonutrienți.

Sucroza se desface în elementele componente, glucoză și fructoză, care se absorb în sânge.

SLĂBEȘTI FĂRĂ SĂ NUMERI CALORIILE!

Glucoza produce creșterea glicemiei, care determină creșterea secreției de insulină.

Fructoza nu crește glicemia, dar, se metabolizează exclusiv în ficat și atunci când capacitatea acestuia este depășită, surplusul este transformat în grăsime (trigliceride), care se depune în primul rând în ficat, producând ficatul gras non-alcoolic.

Atenție: capacitatea ficatului de a metaboliza fructoza este de 40 de grame pe zi, deci, este mică.

Fibrele alimentare reduc cantitatea și viteza de absorbție a glucozei (ca atare reduc secreția de insulină) și a fructozei, permițând ficatului să o proceseze.

În concluzie, consumul de fructe nu trebuie să fie exagerat și trebuie să fie preferate fructele cu conținut redus de glucide, cum ar fi, kiwi, prune, mere, fructe de pădure, căpșuni, grapefruit, avocado, cantalup.

De exemplu, un măr mare conține 11-13 grame de fructoză, deci, ar trebui să mănânci maximum 3 mere pe zi.

Sucurile din comerț trebuie evitate pentru că nu au fibre, au glucoză și fructoză în concentrație mare și nu au vitamine naturale, care sunt distruse prin tratamentul termic.

De asemenea, sucurile proaspete din fructe trebuie evitate pentru că nu au fibre și au cantitate mare de glucoză și fructoză.

În ceea ce privește ora la care trebuie mâncate fructele, există multe teorii. Mie mi s-a părut convingătoare cea care spune că fructele trebuie mâncate după-amiaza, pentru că atunci fructoza se absoarbe cel mai puțin. Explicația constă în faptul că transportul fructozei în sânge este realizat prin intermediul unei substanțe, numită GLUT 5, care, după amiaza, se găsește într-o concentrație mai mică în sânge, astfel încât, cantitatea de fructoză, care poate fi transportată, este mai mică. Din acest motiv, cantitatea de fructoză care se absoarbe în sânge este mai mică.

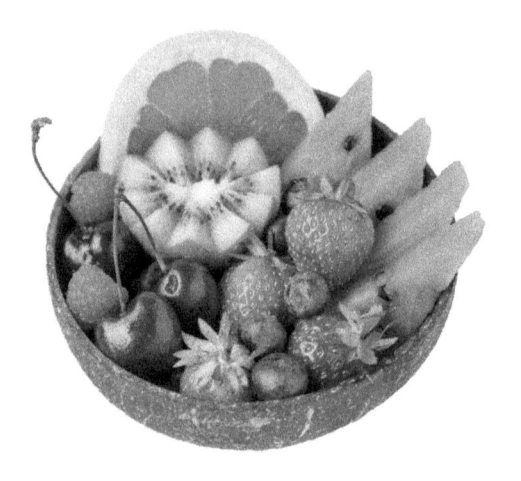

REZULTATE

Pentru a monitoriza rezultatele, este bine să faci următoarele măsurători și analize:

1. Cântărește-te cel puțin o dată pe săptămână. Eu mă cântăresc zilnic, pentru că o scădere in greutate, chiar și mică, mă încurajează. Pentru a avea rezultate care se pot compara, îți recomand să te cântărești dimineața, după ce ai fost la toaletă și înainte de a mânca sau bea ceva.
2. Măsoară-ți periodic talia.
3. Analizează semnele care indică prezența insulinorezistenței și vezi cum se modifică în timp:
    - când stai ridicat și te uiți în jos, nu vezi vârfurile picioarelor din cauza abdomenului;
    - ai poftă să mănânci ceva dulce;
    - îți vine foame la 1-2 ore după masă;
4. Fă-ți următoarele analize când începi postul intermitent și repetă-le după 2 luni:
    - Glicemia;
    - Hemoglobina glicată (arată evoluția glicemiei în ultimele 90 de zile);
    - Indicele HOMA (măsoară nivelul insulinorezistenței);
    - HDL („colesterolul bun");
    - Trigliceridele.

Nu există un termen general valabil la care încep să apară rezultatele, depinde de mai mulți factori, cum ar fi, de exemplu, vechimea și nivelul insulinorezistenței. La multe persoane, rezultatele încep să apară după 1-2 săptămâni, la altele durează mai mult, chiar și 2 luni. Acesta este unul din motivele pentru care este bine să monitorizezi rezultatele și să faci analizele, pentru a vedea cum evoluează acești indicatori, în special insulinorezistența.

De multe ori, rezultatele încep să se vadă la talie: cântarul este nemodificat, în schimb, talia se micșorează.

În alte cazuri, se produce o scădere în greutate de 1-2 kg în primele zile, după care apare o stagnare. Această pierdere în greutate nu este o reducere a țesutului gras, ci o reducere a glicogenului din ficat. Glicogenul este forma sub care ficatul depozitează glucoza, iar la începutul postului intermitent, asociat cu consum redus de carbohidrați, ficatul transformă acest glicogen în glucoză. Deci, această pierdere în greutate din primele zilei se datorește epuizării rezervei de glicogen.

Mai poate exista situația în care slăbești și după un timp, stagnezi. În această situație, poți crește durata pauzei alimentare și/sau scădea numărul de mese, eventual poți să consumi „apa magică".

În urma adoptării postului intermitent și a dietei „low carb" (conținut redus de carbohidrați), te poți aștepta la următoarele rezultate:

1. Reducerea greutății și a taliei;
2. Revenirea la normal a ficatului, în cazul in care ai steatoză (ficat gras);

SLĂBEȘTI FĂRĂ SĂ NUMERI CALORIILE!

3. Reducerea și chiar normalizarea glicemiei și a hemoglobinei glicate;
4. Daca ai diabet de tip 2, să scazi doza de medicamente sau chiar să renunti la ele (diabetul intră în remisie);
5. Creșterea HDL;
6. Scăderea trigliceridelor.

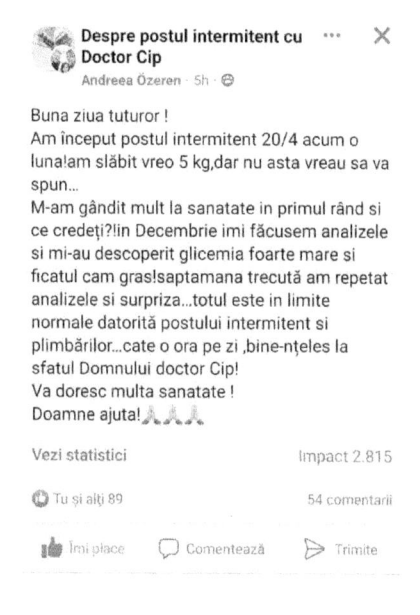

> **Despre postul intermitent cu Doctor Cip**
> Andreea Özeren · 5h
>
> Buna ziua tuturor!
> Am început postul intermitent 20/4 acum o luna!am slăbit vreo 5 kg,dar nu asta vreau sa va spun...
> M-am gândit mult la sanatate in primul rând si ce credeți?!in Decembrie imi făcusem analizele si mi-au descoperit glicemia foarte mare si ficatul cam gras!saptamana trecută am repetat analizele si surpriza...totul este in limite normale datorită postului intermitent si plimbărilor...cate o ora pe zi ,bine-nțeles la sfatul Domnului doctor Cip!
> Va doresc multa sanatate!
> Doamne ajuta! 🙏🙏🙏
>
> Vezi statistici   Impact 2.815
> Tu și alți 89   54 comentarii
> 👍 Imi place   💬 Comentează   ➤ Trimite

INFORMAȚII UTILE

În final, abordez mai multe teme, care revin frecvent în întrebările pe care le primesc.

Ce alimente trebuie evitate?

În plus față de alimentele care conțin carbohidrați, mai sunt câteva alimente care ar trebui să fie evitate, pe cât posibil:

1. Uleiurile vegetale, adică, uleiurile care provin din semințe de plante: floarea soarelui, soia, rapiță, porumb. Aceste uleiuri conțin omega 6 și omega 3 într-un raport nefavorabil. Ideal, acest raport ar trebui să fie 1, dar este acceptabil chiar un raport de 3 la 1. În aceste uleiuri, însă, raportul este de 6 la 1, adică omega 6 este într-o cantitate de 6 ori mai mare decât omega 3. Asta face ca aceste uleiuri să aibă un efect proinflamator, ceea ce duce la o serie de afecțiuni.

   Atenție la o serie de produse (maioneze, sosuri, dressinguri) din comerț, care conțin aceste uleiuri. De asemenea, ele se folosesc în restaurante, unde, în plus, se folosește mult baia de ulei, unde uleiul este încălzit la temperaturi înalte pe perioade lungi, ceea ce determină apariția unor compuși nocivi.

2. Alimentele care conțin carbohidrați, preparate prin prăjire în ulei, cum ar fi, de exemplu, cartofii prăjiți, gogoșile, snițelele, chipsurile. Prin contactul între amidon și uleiul încins se formează substanțe, numite compuși de glicare, care sunt foarte nocive. După ce se absorb în sânge, aceste substanțe se lipesc de pereții interiori ai arterelor, producând leziuni, care declanșează un proces în urma căruia apare placa de aterom, care, la rândul ei, duce la apariția accidentelor vasculare (la inimă, creier, rinichi, plămâni etc.)

Sunt opinii, conform cărora, aceste alimente sunt mult mai dăunătoare pentru aparatul cardiovascular decât zahărul.

O metodă foarte bună este utilizarea unui aparat de gătit cu aer cald, în care se pot pregăti multe feluri de mâncare fără ulei.

În acest fel, eviți formarea de compuși de glicare.

Colesterolul este nociv?

De la început, trebuie precizat faptul că această substanță, colesterolul, este strict necesară unei bune sănătăți: colesterolul intră în structura membranelor celulare, este un constituent esențial al neuronilor, din colesterol se sintetizează hormoni, vitamina D, participă la formarea bilei.

Există o dogmă în medicină, conform căreia concentrația mărită de LDL („colesterol rău") în sânge este periculoasă pentru sănătate.

Însă, în ultima vreme, tot mai multe studii arată că nu există o asemenea corelație, chiar dimpotrivă, concentrația scăzută de colesterol determină creșterea riscului de moarte prin orice cauză.

În Ghidul privind alimentația, din 2015, editat de Comitetul Consultativ privind Alimentația, din Statele Unite, se spune că nu există nicio corelație între consumul de alimente cu colesterol și concentrația de colesterol din sânge și deci, nu există restricții privind consumul acestora.

Într-un articol publicat în anul 2021, în reputata revista Nature, s-au analizat datele dintr-un studiu național din SUA, din perioada 1999 – 2014, pe 19.000 de persoane, concluzia fiind că un nivel scăzut al LDL a fost asociat cu un nivel crescut al mortalității din orice cauză. (https://www.nature.com/articles/s41598-021-01738-w)

Într-un studiu publicat în anul 2001, în reputata revista Lancet, se spune: «Conform datelor noastre, există o creștere a mortalității persoanelor în vârstă care au avut un nivel scăzut de colesterol și aceste date arată că persistența pe termen lung a unui nivel scăzut de colesterol crește riscul de deces.» «Pe ansamblu, mortalitatea a fost mai mare la persoanele cu LDL scăzut, fără excepție. În ceea ce privește persoanele în vârstă, cei cu nivel crescut de colesterol au trăit mai mult.»

În 2016, British Medical Journal a publicat o analiză a 19 studii, cu un total de 68.000 de subiecți, al cărei titlu este sugestiv,

«Nu există o asociere între un nivel crescut de colesterol LDL și mortalitate la persoanele în vârstă.» (https://bmjopen.bmj.com/content/6/6/e010401)

Concluzia acestei analize, care s-a bazat pe rezultatele din cele 19 studii analizate este clară: „un nivel înalt al LDL este asociat invers cu mortalitatea la persoanele peste 60 de ani, ceea ce contrazice ipoteza că LDL produce apariția plăcii de aterom. Din moment ce datele arată că persoanele în vârstă cu LDL crescut trăiesc mai mult decât cele cu LDL scăzut, se pune întrebarea cât de valabilă este ipoteza că LDL este periculos. Mai mult, această analiză este un argument pentru re-evaluarea ghidurilor care recomandă reducerea cu medicamente a nivelului LDL ca o strategie de reducere a bolilor cardiovasculare."

De aceea, nu ar trebui să te sperii dacă, la analize, ai un LDL mai mare decât nivelul considerat normal. LDL este forma de transport a colesterolului de la ficat, unde este sintetizat, către țesuturile și organele unde este nevoie de el. LDL circulă prin sânge sub forma unor particule mari, care plutesc și care nu aderă la pereții arteriali, nu produc placă de aterom și nici trombi. Însă, în situația în care există insulinorezistență, deci, nivelul insulinei în sânge este crescut, o parte din LDL suferă un proces de oxidare, apărând astfel particule mici de LDL (numit sdLDL, adică "small density LDL", LDL cu densitate scăzută), care sunt aderente la pereții vaselor. În plus, insulina crescută produce mici leziuni în pereții vasculari, leziuni prin care pătrund particulele de sdLDL, determinând inflamație și apariția plăcii de aterom.

Iată, deci, un alt pericol produs de insulinorezistență și un motiv în plus pentru a adopta măsuri de reducere a acesteia.

Dozarea sdLDL este, deci, utilă, pentru a evalua riscul cardiovascular, dar, din păcate, în acest moment nu este o analiză de rutină, costă destul de mult și nu este decontată de CNAS, astfel încât sunt puțini cei care o fac.

În concluzie, nu un LDL crescut este îngrijorător, ci nivelul HDL (colesterolul bun) mai mic de 40 mg/dl de sânge si nivelul trigliceridelor mai mare de 150 mg/dl de sânge.

Cu cât raportul între trigliceride și HDL este mai mic, cu atât riscul cardiovascular este mai mic, iar dacă acest raport este mai mare de 3, riscul este mare.

Dacă urmezi recomandările din această carte, nivelul HDL va crește, iar nivelul trigliceridelor va scădea.

Cum trebuie pregătită carnea pentru grătar?

La contactul cărnii cu suprafața încinsă a grătarului se produc compuși toxici:

- compuși de glicare, care produc inflamația mucoasei intestinale, iar odată ajunși în sânge, se depun pe pereții arterelor, ducând la inflamație și la apariția plăcii de aterom, cu toate complicațiile severe care decurg de aici;
- o substanță neurotoxică, ce are rol în apariția bolii Parkinson.

Pentru a reduce semnificativ apariția acestor compuși, pune carnea la marinat câteva ore într-o soluție cu pulbere de coajă de măr și oțet de mere sau lămâie și chiar înainte de a o pune pe grătar, presară pe ea turmeric și piper râșnit.

Coaja de măr se prepară simplu: pune la uscat în cuptor, pe grilaj, pe o foaie de copt, coji de măr. Dupa ce s-au uscat, le pui la blender sau la râșniță până devin o pulbere fină, pe care o pui într-un borcan cu capac, pe care îl ții la frigider.

O alternativă foarte sănătoasă este pregătirea cărnii la aparatul de gătit cu aer.

Cum țin postul intermitent de sărbători sau în concediu?

Sărbătorile și concediul sunt perioade speciale, în care ești împreună cu familia, cu prietenii, stai la masă cu aceștia, te relaxezi, te simți bine.

În aceste situații, sunt posibile, în opinia mea, trei opțiuni:

1. Ții postul intermitent cum îl ții în mod obișnuit. Însă, din experiența mea, este destul de dificil.
2. Ții o varianta mai lejeră de post intermitent, cu o pauză de 12-14 ore și 3 mese, fără gustări.
3. Nu ții postul intermitent. Este recomandabil, totuși, să nu exagerezi cu dulciurile (sucuri, prăjituri, înghețată).

Aceste perioade sunt limitate, deci, chiar dacă adopți a treia opțiune, nu e nicio problemă, pentru că revenirea la postul intermitent nu este dificilă.

ÎNCHEIERE

Închei cu îndemnul de a fi perseverent, chiar dacă ai impresia că nu obții rezultate.

Dacă respecți recomandările din această carte, în mod sigur sănătatea ta se va îmbunătăți, calitatea vieții tale va crește și la un moment dat vei obține și rezultatele vizibile pe care ți le-ai propus.

Eu am identificat șase etape pe care trebuie să le parcurgi pentru a îți atinge obiectivele, indiferent de domeniu, inclusiv sănătatea:

1. **Viziunea**: trebuie să ai clar în minte unde îți propui să ajungi. Fără un scop bine determinat, nu vei reuși nimic, vei „naviga" fără direcție și nu vei ajunge nicăieri;
2. **Vizualizarea**: nu este o etapă propriu-zisă, ci o tehnică, dar, este foarte importantă. Încearcă să vizualizezi ceea ce vrei să realizezi, unde vrei să ajungi. Fă acest exercițiu zilnic, seara la culcare sau în orice moment în care poți. Te asigur că acest instrument este foarte puternic, este practicat de foarte mulți oameni de succes, care declară că este un instrument esențial în succesul lor;

SLĂBEȘTI FĂRĂ SĂ NUMERI CALORIILE!

3. **Determinarea**: este capacitatea de strânge din dinți, de a merge mai departe atunci când totul pare pierdut, când cei din jur îți spun că nu are rost să insiști. Nu a existat om care să fi reușit ceva și să nu fi fost determinat;
4. **Perseverența**: este absolut necesar să perseverezi, chiar când crezi că nu mai poți să faci ceva. Există foarte multe exemple de oameni care au renunțat când mai aveau foarte puțin până la atingerea obiectivului, care ar fi reușit dacă ar fi fost perseverenți;
5. **Echilibrul**: este foarte important să fii echilibrat, să nu ajungi să fii obsedat de obiectiv și să neglijezi celelalte aspecte ale vieții, să îți neglijezi familia, prietenii;
6. **Recunoștința**: deși e ultima pe listă, aș zice că recunoștința este cea mai importantă piesă din acest mozaic. Cea mai bună cale de a-ți păstra capul pe umeri și picioarele pe pământ, de a nu deveni arogant, este de a fi recunoscător celor care te-au ajutat, celor care ți-au fost alături pe parcursul călătoriei către scop, celor care te-au susținut când ți-a fost greu. Mai mult, trebuie să le acorzi public creditul meritat, să recunoști că singur nu ai fi reușit. Și nu în ultimul rând, trebuie să îi fii recunoscător lui Dumnezeu, Inteligenței Universale Infinite (după cum frumos o numește marele Napoleon Hill), pentru că, nimic nu e întâmplător, totul face parte dintr-un plan.

Sper că această carte îți va fi utilă și te va ajuta să ai o sănătate mai bună.

Am scris-o cu recunoștință pentru fiecare cititor și pentru fiecare din cei care mă urmăriți pe canalele social media.

FII CONVINS CĂ, ÎNTR-O ZI, CORPUL TĂU ÎȚI VA MULȚUMI!

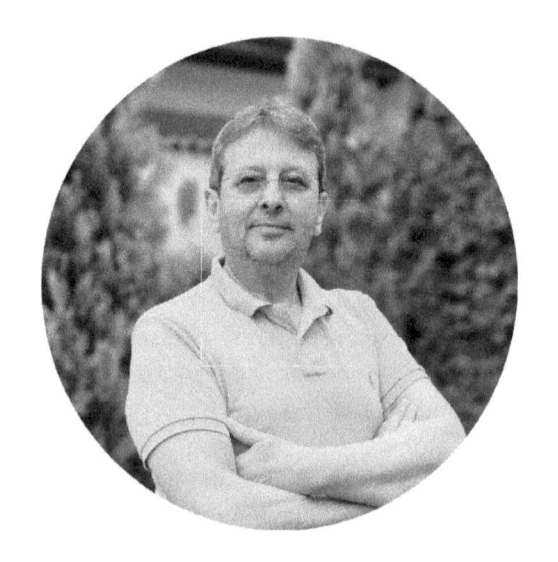

dr Ciprian Nicolae

Craiova, aprilie 2023